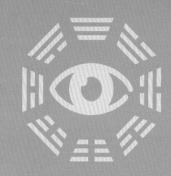

# 岭南五运六气与眼诊辨病法

郭志挺　陈树人　编著

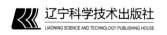
辽宁科学技术出版社
LIAONING SCIENCE AND TECHNOLOGY PUBLISHING HOUSE

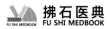
拂石医典
FU SHI MEDBOOK

**图书在版编目（CIP）数据**

岭南五运六气与眼诊辨病法 / 郭志挺, 陈树人编著.
沈阳 : 辽宁科学技术出版社, 2025. 2. --
 ISBN 978-7-5591-4037-1

Ⅰ. R276.7

中国国家版本馆CIP数据核字第2025BN0562号

出版发行 : 辽宁科学技术出版社
　　　　　北京拂石医典图书有限公司
地　　址 : 北京海淀区车公庄西路华通大厦 B 座 15 层
联系电话 : 010-57252361/024-23284376
E－mail : fushimedbook@163.com
印 刷 者 : 天津淘质印艺科技发展有限公司
经 销 者 : 各地新华书店

幅面尺寸 : 145mm×210mm
字　　数 : 157 千字
出版时间 : 2025 年 2 月第 1 版
印　　张 : 7.625
印刷时间 : 2025 年 2 月第 1 次印刷

责任编辑 : 臧兴震　陈　颖
封面设计 : 咏　潇
版式设计 : 咏　潇
责任校对 : 梁晓洁
封面制作 : 咏　潇
责任印制 : 丁　艾

如有质量问题，请速与印务部联系　联系电话 : 010-57262361

定　　价 : 79.00 元

# 编委会

编　　著　　郭志挺　　陈树人

编　　委　　宋冠霆　　何炜龙　　陈丽莹　　刘惠素

　　　　　　杨敏静　　何祖成　　黄佩雯　　黎旻达

　　　　　　尹欣星　　冼洪仪　　梁卫均　　莫家晋

　　　　　　孙晓东　　叶润杰　　卢伟杰　　黄宇坤

　　　　　　江之舟　　潘红彦　　谭晓晴　　李彩燕

　　　　　　巫丽红

# 自序

我对中医的喜爱由来已久，但当今黑中医的人颇多，每夜深感不安，妄求在有生之年能为中医事业贡献微薄之力，但往往不尽人意，同行间的戒备，不同派别间的成见，导致行业间分崩离析，灭中医主义乘虚而入，路长且艰，传承之路如何走下去？在深感前途迷惘之际，得益于前后几位师傅传道、授业、解惑，并帮助建立自己的中医事业基地，心态再一次柳暗花明又一村。

此书内容来自于本人与搭档陈树人先生，以及团队多年的中医实践之路带教学生的经验，其中不敢隐瞒，但凡实践校验过的知识点一一告知大家。本书知识点结构来源于《医学传心录》，并在其中加注临床校验过的经验心得，配以临床真实拍摄的病人眼诊图像，让读者一看就会，上手就有效；并且在学习的过程中，运用五运六气的知识来指导临床，达到大道至简的境界。

本人学识有限，语言功底也捉襟见肘，片言只语不能完全表达我对中医的喜爱，希望大家阅读后能真实反馈意见给我，以便今后进行及时讨论和修改。由于本书参考《医学传心录》中病因赋模式进行编写，若有反对意见，请及时联系本人删改，感谢每一位热爱中医的人士。

郭志挺

2024年10月

# 作者寄语

尊敬的读者:

我很荣幸能够与您分享这本中医书籍。中医作为中国传统医学的瑰宝,拥有数千年的历史,一直以来都在为人类健康提供智慧和指导。本书旨在向读者介绍中医理论和实践,帮助您更好地了解和应用中医的原理和方法。

中医强调身体的整体性和平衡,将人体视为一个相互关联的系统,通过调理和调节,达到防治疾病的目的。中医通过辨证施治的方式,根据病人的症状、体质和环境等综合因素,个性化地制定治疗方案。中医注重预防,强调平衡和谐的生活方式,以及与自然的和谐共生。本书的内容涵盖了中医的基本理论,包括阴阳、天干地支、五运六气学说、气血津液等基本概念,以及脏腑、病因病机等重要知识。另外还介绍了中医的诊断方法,如眼诊等,以及常用的治疗方法,包括针灸、中药等。最后,我们结合实际案例,手把手展示中医诊断结合五运六气理论在临床中的应用,并提供一些实用的指导和建议。此外,我们还探讨了中医在常见疾病和慢性病等方面的应用,以及中医在整体健康和养生方面的价值。

无论您是医学专业的学生、从业者，还是对中医学感兴趣的普通读者，我们相信本书都能为您提供有价值的知识和启示。

最后，我们要向所有为中医事业做出贡献的医师、教师和研究者表示衷心的感谢。我们要感谢所有参与和支持者，特别是那些为本书提供案例和经验的临床医师，他们的贡献使得本书内容更加丰富和实用。同时，我们也非常欢迎读者对本书提出宝贵意见和建议，以便我们不断完善和改进。愿本书能够对您有所启发，帮助您走上健康之路。祝愿您身体健康、幸福快乐！

衷心祝福！

郭志挺　陈树人

2024年10月

# 目录

iii

v

# 第一篇　诊脉传心诀

诊脉六大元素：浮、沉、迟、数、有力、无力

## 公式：

浮+无力=虚=濡　　数+有力=弦=紧

浮+有力=洪　　　数+无力=芤

沉+无力=弱　　　浮+迟=表虚

微沉+有力=实　　沉+迟=里寒

迟+有力=滑　　　浮+数=表热

迟+无力=缓=涩　　沉+数=里热

PS：浮=50%气虚　　1份迟=20%寒　　2份迟=40%寒

沉=50%血虚　　　1份数=20%热　　2份数=40%热

无力=已虚剩余20%能量

有力=未虚剩余100%能量

大=未虚

细=已虚

## 例：脉沉滑数

沉（50%血虚）+滑（20%寒+接近100%能量）+数（20%热）以上公式分解可以判断此人目前血虚已达一半，体内原有寒，正气未有太虚弱，但邪气逐步偏盛，鼓动内热。

## 治则：

方子构成应由50%补血药+20%祛寒药+20%清热药+10%佐使药构成。

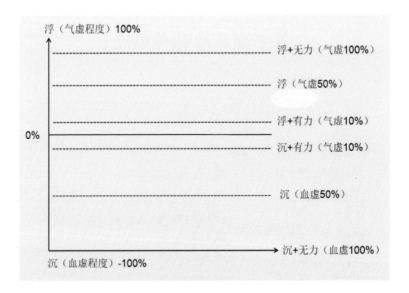

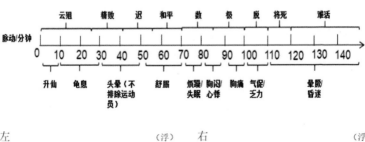

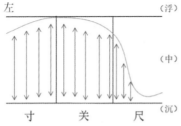 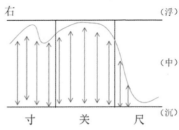

# 一、诸脉主病

## 七表：

浮=气虚=风邪侵袭

芤数+无力=气虚10%+热+血虚重=失血心病

滑迟+有力=气虚10%+寒=吐逆脾胃病

实微沉+有力=血虚10%=热

弦数+有力=气虚10%+热=拘急肝病

紧数+有力=气虚40%+热=疼痛肝病

洪浮+有力=气虚10%+热=发热（肺、大肠、胃）病

## 八里：

沉=血虚=寒积、疼痛

微沉+无力+细=血虚90%+气虚90%=冷结

缓迟+无力=血虚50%+寒=风邪侵袭

涩迟+无力=血虚90%+寒=少血

迟=寒=伏、寒积、食积

濡浮+无力=气虚90%

弱沉+无力=血虚90%

## 九道：

长=热

短=气滞、食积

虚=浮+无力=气虚90%=心慌

促=数=气虚80%=热+积

结=迟=气虚80%=寒+积

动=数+短+无力=气虚50%+血虚50%+积=惊悸、血崩

牢=沉+大+长+有力=血虚60%+气虚60%=肝脾不和

代=积+气虚80%+血虚99%

## 二、诊脉总要

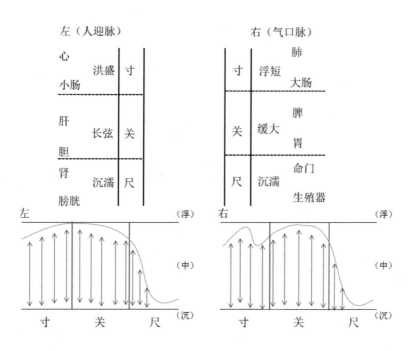

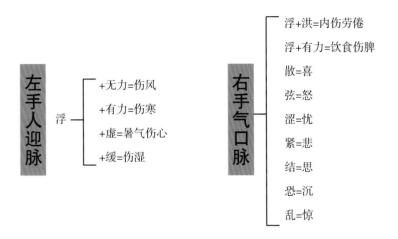

**左手人迎脉** 浮
- +无力=伤风
- +有力=伤寒
- +虚=暑气伤心
- +缓=伤湿

**右手气口脉**
- 浮+洪=内伤劳倦
- 浮+有力=饮食伤脾
- 散=喜
- 弦=怒
- 涩=忧
- 紧=悲
- 结=思
- 恐=沉
- 乱=惊

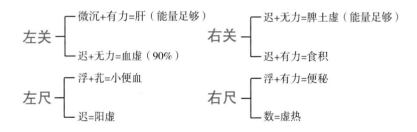

**左关**
- 微沉+有力=肝（能量足够）
- 迟+无力=血虚（90%）

**右关**
- 迟+无力=脾土虚（能量足够）
- 迟+有力=食积

**左尺**
- 浮+芤=小便血
- 迟=阳虚

**右尺**
- 浮+有力=便秘
- 数=虚热

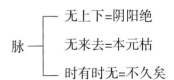

**脉**
- 无上下=阴阳绝
- 无来去=本元枯
- 时有时无=不久矣

# 三、诊脉六法

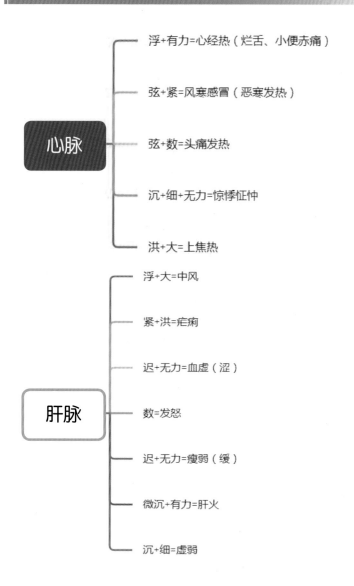

**心脉**
- 浮+有力=心经热（烂舌、小便赤痛）
- 弦+紧=风寒感冒（恶寒发热）
- 弦+数=头痛发热
- 沉+细+无力=惊悸怔忡
- 洪+大=上焦热

**肝脉**
- 浮+大=中风
- 紧+洪=疟痢
- 迟+无力=血虚（涩）
- 数=发怒
- 迟+无力=瘦弱（缓）
- 微沉+有力=肝火
- 沉+细=虚弱

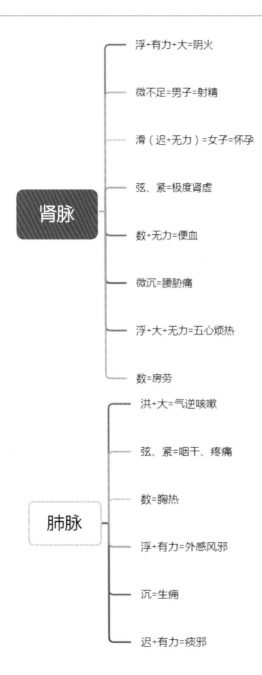

**肾脉**
- 浮+有力+大=阴火
- 微不足=男子=射精
- 滑（迟+无力）=女子=怀孕
- 弦、紧=极度肾虚
- 数+无力=便血
- 微沉=腰胁痛
- 浮+大+无力=五心烦热
- 数=房劳

**肺脉**
- 洪+大=气逆咳嗽
- 弦、紧=咽干、疼痛
- 数=胸热
- 浮+有力=外感风邪
- 沉=生痈
- 迟+有力=痰邪

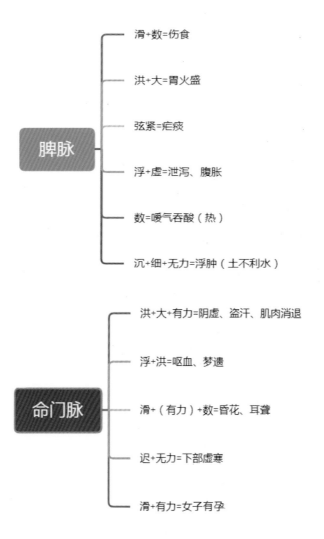

脾脉
- 滑+数=伤食
- 洪+大=胃火盛
- 弦紧=疟痰
- 浮+虚=泄泻、腹胀
- 数=嗳气吞酸（热）
- 沉+细+无力=浮肿（土不利水）

命门脉
- 洪+大+有力=阴虚、盗汗、肌肉消退
- 浮+洪=呕血、梦遗
- 滑+（有力）+数=昏花、耳聋
- 迟+无力=下部虚寒
- 滑+有力=女子有孕

# 四、三部总看歌

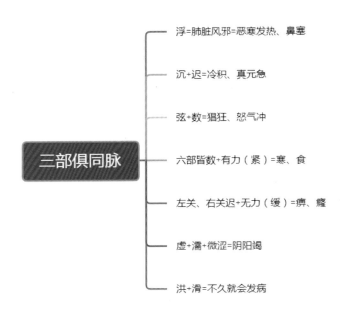

三部俱同脉

- 浮=肺脏风邪=恶寒发热、鼻塞
- 沉+迟=冷积、真元急
- 弦+数=猖狂、怒气冲
- 六部皆数+有力（紧）=寒、食
- 左关、右关迟+无力（缓）=痹、癃
- 虚+濡+微涩=阴阳竭
- 洪+滑=不久就会发病

# 五、麻衣决死法

正面青气→**行尸人**

耳前黑气→**夺命**

口角青色→**难医**

太阳穴黑气裹住→**莫救**

白如枯骨→**身亡**

黑若湿痰→**寿短**

## 六、引经药

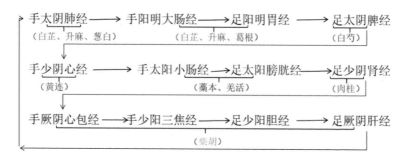

手太阴肺经 ——→ 手阳明大肠经 ——→ 足阳明胃经 ——→ 足太阴脾经
（白芷、升麻、葱白） 　 （白芷、升麻、葛根） 　 （白芍）

手少阴心经 ——→ 手太阳小肠经 ——→ 足太阳膀胱经 ——→ 足少阴肾经
（黄连） 　 （藁本、羌活） 　 （肉桂）

手厥阴心包经 ——→ 手少阳三焦经 ——→ 足少阳胆经 ——→ 足厥阴肝经
（柴胡）

## 七、用药传心赋

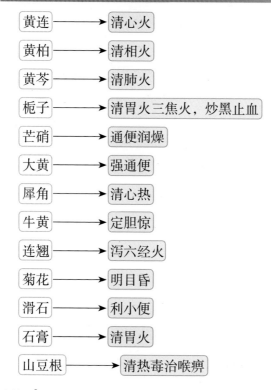

| 黄连 | ——→ | 清心火 |

| 黄柏 | ——→ | 清相火 |

| 黄芩 | ——→ | 清肺火 |

| 栀子 | ——→ | 清胃火三焦火，炒黑止血 |

| 芒硝 | ——→ | 通便润燥 |

| 大黄 | ——→ | 强通便 |

| 犀角 | ——→ | 清心热 |

| 牛黄 | ——→ | 定胆惊 |

| 连翘 | ——→ | 泻六经火 |

| 菊花 | ——→ | 明目昏 |

| 滑石 | ——→ | 利小便 |

| 石膏 | ——→ | 清胃火 |

| 山豆根 | ——→ | 清热毒治喉痹 |

桑白皮 ⟶ 泻肺邪，利水

龙胆 ⟶ 治肝热

瞿麦 ⟶ 利膀胱淋

鳖甲 ⟶ 治疟癖

龟板 ⟶ 补心阴

茵陈 ⟶ 治黄疸利水

香薷 ⟶ 治霍乱清襟

柴胡 ⟶ 退往来寒热

前胡 ⟶ 治咳嗽痰升

玄参 ⟶ 治结毒痈疽，清利咽膈

沙参 ⟶ 补阴虚嗽

竹叶、竹茹 ⟶ 治虚烦

茅根、藕节 ⟶ 治吐衄

苦参 ⟶ 治发狂痈肿

地榆 ⟶ 治血痢血崩

车前子 ⟶ 利水止泻

瓜蒌仁 ⟶ 涤痰清胸

秦艽 ⟶ 清骨蒸劳热

丹皮 ⟶ 破积血、行经

熟地 ⟶ 补血疗损

生地 ⟶ 凉血清昏

白芍 ⟶ 治腹痛、补而攻、清烦热

赤芍 ⟶ 通瘀血、散而泻、小便可利

麦冬 ——→ 生脉清心、止嗽

天冬 ——→ 清痰润肺、走肾经

地骨皮 ——→ 治夜热劳蒸

知母 ——→ 退肾经火热

葛根 ——→ 止咳而解肌

泽泻 ——→ 补阴渗利

麻黄 ——→ 发寒邪之汗

官桂 ——→ 治冷气之侵

木香 ——→ 调气治腹痛

沉香 ——→ 降气治腰痛

丁香 ——→ 止呕暖胃冷

藿香 ——→ 止吐壮胃热

吴茱萸 ——→ 疗小腹寒痛

山茱萸 ——→ 壮腰肾涩精

豆蔻、砂仁 ——→ 理胸中气食

腹皮、厚朴 ——→ 治腹内膨胀

白豆蔻 ——→ 开胃口，去积滞

元胡 ——→ 治气血、调经

附子 ——→ 回阳救阴寒

干姜 ——→ 治冷、温脏腑

草果 ——→ 消宿食

槟榔 ——→ 去积推陈

苁蓉 ——→ 壮阳固本

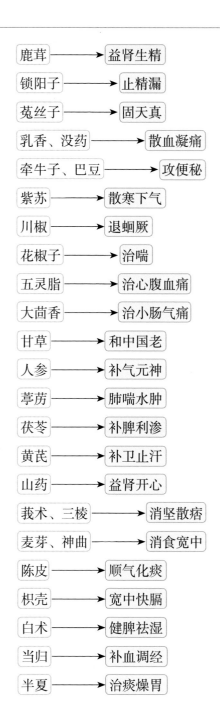

鹿茸 ⟶ 益肾生精

锁阳子 ⟶ 止精漏

菟丝子 ⟶ 固天真

乳香、没药 ⟶ 散血凝痛

牵牛子、巴豆 ⟶ 攻便秘

紫苏 ⟶ 散寒下气

川椒 ⟶ 退蛔厥

花椒子 ⟶ 治喘

五灵脂 ⟶ 治心腹血痛

大茴香 ⟶ 治小肠气痛

甘草 ⟶ 和中国老

人参 ⟶ 补气元神

葶苈 ⟶ 肺喘水肿

茯苓 ⟶ 补脾利渗

黄芪 ⟶ 补卫止汗

山药 ⟶ 益肾开心

莪术、三棱 ⟶ 消坚散痞

麦芽、神曲 ⟶ 消食宽中

陈皮 ⟶ 顺气化痰

枳壳 ⟶ 宽中快膈

白术 ⟶ 健脾祛湿

当归 ⟶ 补血调经

半夏 ⟶ 治痰燥胃

枳实 ——→ 去积推陈

川芎 ——→ 头疼要药

桃仁 ——→ 破瘀血

艾叶 ——→ 安胎崩漏

香附 ——→ 顺气调经

杏仁 ——→ 风寒咳嗽

五味子 ——→ 敛肺气

防风 ——→ 诸风必用

荆芥 ——→ 清头目、崩漏

山楂 ——→ 消肉食之积

细辛 ——→ 少阴头痛

紫薇花 ——→ 通经堕胎

酸枣仁 ——→ 敛心汗安神

藁本 ——→ 止颠顶头痛

桔梗 ——→ 载药上行

杜仲 ——→ 壮腰膝补肾

红花 ——→ 苏血晕、定痛经

常山 ——→ 截疟

阿魏 ——→ 消癥

防己、木瓜 ——→ 除下焦湿肿

菖蒲、远志 ——→ 通心腹神明

虎骨 ——→ 壮腰膝

茯神 ——→ 定惊悸

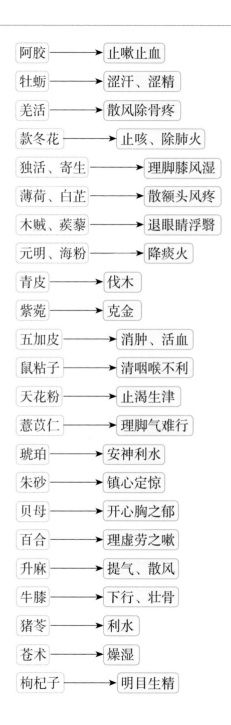

阿胶 ⟶ 止嗽止血

牡蛎 ⟶ 涩汗、涩精

羌活 ⟶ 散风除骨疼

款冬花 ⟶ 止咳、除肺火

独活、寄生 ⟶ 理脚膝风湿

薄荷、白芷 ⟶ 散额头风疼

木贼、蒺藜 ⟶ 退眼睛浮翳

元明、海粉 ⟶ 降痰火

青皮 ⟶ 伐木

紫菀 ⟶ 克金

五加皮 ⟶ 消肿、活血

鼠粘子 ⟶ 清咽喉不利

天花粉 ⟶ 止渴生津

薏苡仁 ⟶ 理脚气难行

琥珀 ⟶ 安神利水

朱砂 ⟶ 镇心定惊

贝母 ⟶ 开心胸之郁

百合 ⟶ 理虚劳之嗽

升麻 ⟶ 提气、散风

牛膝 ⟶ 下行、壮骨

猪苓 ⟶ 利水

苍术 ⟶ 燥湿

枸杞子 ⟶ 明目生精

鹿角胶 ——→ 补虚而大益

天麻 ——→ 诸风掉眩

木通 ——→ 治小便秘涩

天南星 ——→ 治风痰

莱菔子 ——→ 治积食

# 八、八卦对应中药

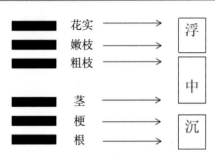

花实 ——→ 浮
嫩枝 ——→
粗枝 ——→
　　　　　　中
茎 ——→
梗 ——→ 沉
根 ——→

| 乾为天 | 天风姤 | 遁 | 否 | 观 | 剥 | 晋 | 大有 |
|---|---|---|---|---|---|---|---|
| 酒 | 紫菀 | 生姜 | 麦冬 | 鹿茸 | 使君子 | 菖蒲 | 麻黄 |
| 震为雷 | 豫 | 解 | 恒 | 升 | 井 | 大过 | 随 |
| 木瓜 | 五味子 | 柏子仁 | 石决明 | 续断 | 肉桂 | 白花蛇 | 白菊花 |
| 艮为山 | 贲 | 大畜 | 损 | 睽 | 履 | 中孚 | 渐 |
| 大枣 | 大黄 | 陈皮 | 荷叶 | 小茴香 | 杏仁 | 枳实 | 木香 |
| 坎为水 | 节 | 屯 | 既济 | 革 | 丰 | 明夷 | 师 |
| 盐 | 硫磺 | 白蒺藜 | 远志 | 茯苓 | 红花 | 厚朴 | 附子 |
| 巽为风 | 家 | 小畜 | 无妄 | 益 | 噬嗑 | 颐 | 蛊 |
| 醋 | 白芍 | 木通 | 柴胡 | 防风 | 川芎 | 熟地 | 当归 |
| 离为火 | 旅 | 鼎 | 未济 | 蒙 | 涣 | 讼 | 同人 |
| 黄连 | 金银花 | 天花粉 | 龟板 | 大戟 | 地骨皮 | 昆布 | 艾叶 |
| 坤为地 | 复 | 临 | 泰 | 大壮 | 夬 | 需 | 比 |
| 糖 | 神曲 | 半夏 | 人参 | 甘草 | 黄芩 | 山豆根 | 蛇床子 |
| 兑为泽 | 困 | 萃 | 咸 | 蹇 | 谦 | 小过 | 归妹 |
| 白及 | 知母 | 黄芪 | 牛膝 | 滑石 | 白术 | 瓜蒂 | 桂枝 |

# 九、治病主药决

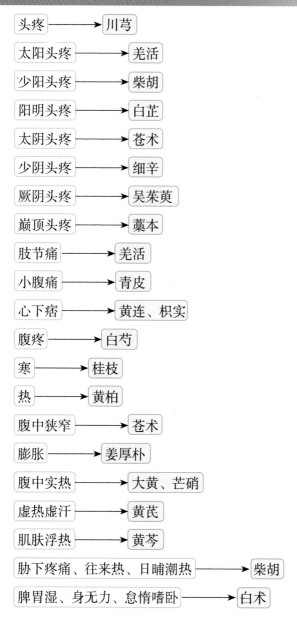

头疼 ⟶ 川芎

太阳头疼 ⟶ 羌活

少阳头疼 ⟶ 柴胡

阳明头疼 ⟶ 白芷

太阴头疼 ⟶ 苍术

少阴头疼 ⟶ 细辛

厥阴头疼 ⟶ 吴茱萸

巅顶头疼 ⟶ 藁本

肢节痛 ⟶ 羌活

小腹痛 ⟶ 青皮

心下痞 ⟶ 黄连、枳实

腹疼 ⟶ 白芍

寒 ⟶ 桂枝

热 ⟶ 黄柏

腹中狭窄 ⟶ 苍术

膨胀 ⟶ 姜厚朴

腹中实热 ⟶ 大黄、芒硝

虚热虚汗 ⟶ 黄芪

肌肤浮热 ⟶ 黄芩

胁下疼痛、往来热、日晡潮热 ⟶ 柴胡

脾胃湿、身无力、怠惰嗜卧 ⟶ 白术

下焦湿肿、火邪 ——→ 知母、防己、龙胆、黄柏

上焦湿热 ——→ 黄芩

中焦湿热 ——→ 黄连

渴 ——→ 干葛、茯苓

燥脾 ——→ 半夏

嗽 ——→ 五味子

喘 ——→ 阿胶

宿食 ——→ 枳实、黄连

胸中烦热 ——→ 栀子仁

水泻 ——→ 芍药、茯苓、白术

调气 ——→ 木香

补气 ——→ 人参

痰涩之痛 ——→ 半夏

热痰 ——→ 黄芩

风痰 ——→ 胆南星

寒痰、胸中痞塞 ——→ 白术、陈皮

胃脘痛 ——→ 草豆蔻

胃热 ——→ 黄芩、黄连

眼痛 ——→ 黄连、当归

惊悸恍惚 ——→ 茯神

小便黄 ——→ 黄柏

小便涩 ——→ 泽泻

气刺痛 ——→ 枳壳

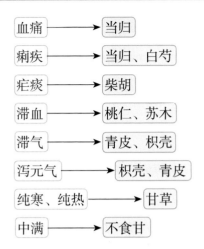

血痛 ——→ 当归

痢疾 ——→ 当归、白芍

疟疾 ——→ 柴胡

滞血 ——→ 桃仁、苏木

滞气 ——→ 青皮、枳壳

泻元气 ——→ 枳壳、青皮

纯寒、纯热 ——→ 甘草

中满 ——→ 不食甘

　　虽然说头疼是按病位来下药，但只要不是颠顶头疼，都可以用川芎来作为治疗的主药，除川芎之外还可以搭配一些其他的药；可以想象为川芎能作为治疗全部的头疼主药，再加上引导的引经药，即可直达病灶。

　　按照引经药来用治头疼就可以了，除了藁本不同。藁本不单单是治疗颠顶疼痛，其性味辛、温，是治疗秋季外感头疼、鼻塞流涕、咳嗽、散风寒湿邪好药。如鼻子不通、鼻炎，可加辛夷花、苍耳子、白芷搭配使用。

　　以往教科书都说羌活治上半身疼痛，独活治下半身疼痛，实际结合临床经验，只要有疼痛都可以用羌活，因为羌活是去一身之风湿，只要有风有湿，都可以用羌活。

　　枳实行气之功，非常厉害。心下痞是胸口胃脘部疼痛，胸闷，都可以用黄连、枳实，只要心肝脉是数而有力，直接用黄连，无论是虚火还是实火都可以用，心是实火，五脏六腑的火都是虚火，只要遇见数脉都可以用黄连来清热，积实行气。

如果是腹部疼痛，须用白芍作为主药，30-60 克都没有问题，起效快。因寒用热药，桂枝，肉桂都可以，如果腹痛是因为湿热，可以用黄柏、黄连清掉湿热。

腹中狭窄都是胖的人，不是瘦的人，因为肚子里都是脂肪、积食，腹部通行的空间非常狭窄，里面都是湿，痰湿。重用苍术30-60克燥湿健运力度大，把里面全部排空。这是用药经验，只要病人是肚子肥厚大，下腹部膨胀的，都可以用，整个大腹都突出的更为重用，用苍术通泄的力度比润下的大黄、芒硝还好，推陈出新效果好。对于脾胃运化，将脾胃里面的食物残渣推出来，苍术非常好用。大黄、芒硝的作用是利下，给大便润下，利下法排便，像水一样流出来。

小柴胡汤是一个通用基础方，应用广泛。

虚热虚汗必须用黄芪，如果不是心里热，其他脏腑的脉摸到热象的，都可以用黄芪，但前提是脉象无力。除了因为脾胃脉，还有双肾脉正常脉象是无力的。肌肤浮热用黄芩，因为黄芩走上焦，转清上焦之热。上焦如雾，治法用散宜之，用药就要通上焦，所以宜用黄芩。日晡潮热是指下午三点，开始烦燥胸闷，坐立不安，最好的睡眠是十一点前，过了就很难睡着，身体处于虚症的状态。

脾胃有问题必须用白术、苍术，而且是大剂量的。

半夏禁忌：半夏性燥，口渴不宜用。平时很少用，因为很多病人阴血不足，一用半夏，其燥烈的性质就伤阴血。我们说调气血，如果下药伤了它，那就更加不足，所以我们现在很少应用在阴血虚的病人身上，比如二陈汤。除非痰湿过多，也没有口渴的现象。半夏是调脾胃药中非常干燥的一个药，所以很容易伤到其他脏腑、肺阴、心血、肾水等。

枳实、黄连组合，无论是心下痞，还是宿食，同一个意思，都是胃的问题，胃出了问题影响心功能，胃离心脏最近。伤寒论里面的栀子豉汤，可以清除胸中烦热，但是淡豆豉必须是桑叶制作的，就是晒的时候一层桑叶一层豆豉。如果大便如水状，这时候我们必须用白芍，因为泄了那么多水，一定要补水。白芍能很好地补水，补水就是补血，而且我们补水的同时还要加茯苓白术行气，补水需要用补气行气才能推动。如果他的气是过旺的，就像高压锅原理，有限空间里存在过多的气体，就会压缩产热，太热就会堵着，脉象是砰砰跳，气盛又非凉，这个时候必须用人参，因为人参补阳而滋阴，补气而调血，单用一味独参汤回阳救逆。如果他有热痰就用黄芩，单纯治痰湿用半夏。

胸中寒痰的患者本来有湿气，说明他本来就气不足，有气通风的地方怎么可能有湿气，所以胸中寒痰必须认为气虚或气滞，这两种情况，阳性的物质也会不够，他里面的东西逐渐性质变寒，因为气无力推动。大家可以想象如果一个角落长期无法被太阳照射，也不通风，那么这个角落容易长霉菌。这就是有湿气的道理。白术和陈皮，一个燥湿理气健脾，另一个理气化痰。

胃脘痛常常要加白芍，青皮还有草豆蔻、黄连、枳实。

若夹热必须用黄芩、黄连清热，为什么胃脘痛要加黄芩、黄连？我们所说的这个黄芩转入胆经，三焦，胃脘疼的时候是单纯的胃脘痛吗？喉咙会不会胃酸反流？会不会反酸？嗳气会不会咽喉部不舒服，你只要胃脘痛，不通则痛。气、食积、瘀血都会堵着。因为很多胃溃疡的患者就有瘀血，我们的水会不会堵着？以前我就思考过这个问题，我在临床中遇到一个很瘦的病人，她来做针灸想治疗胃部疼痛，我问："你这几天有没有吃什么东西？"她说："这几天就吃粥，而且吃得很少。"照理来说堵在大肠或小肠，胃那边一般没有堵了。我们做了检查，胃脘部空空的、软软的，啥东西都没有，一按下去她也不怎么痛。这个胃脘部是什么时候痛的呢？原来是因为她一直在吃流质食物，今天早上喝了一杯凉水，没过几分钟胃部就胀痛，这是怎么回事呢？

其实这个跟我们大自然很相似，就是热胀冷缩，胃部一冷就收缩。水必须靠胃阳增加温度，传导到大肠和小肠，但是胃没办法及时把水气化，所以水留在了胃脘部堵着了，所以不要以为水不会堵。按照这个情况，我们一般用理中汤、理中丸，里面的干姜能温暖调气，白术能燥湿行气，堵着的气马上通起来，然后用甘草、党参来补胃气，那么胃气就动起来了，所以说我们无论什么首先都要让他的运化功能动起来，正常起来，无论是气堵了，水堵了，血堵了，还是食物堵了，都必须用运化的药。

为什么眼睛痛要用黄连，以前我们认为痛是胆经有问题，如果胆经有问题应该用黄芩，夏枯草；为什么这几味药不作首选，反而用黄连，因为眼睛痛根源在肝，肝主目，黄连作用非常广，五脏六腑基本走透了。只要是数脉，我不会用龙胆草，多选用黄连。因为黄连 3 到 6 克，泻火力度正合适。如果脉象在 90 次以上，那必须用到 9 到 12 克。

为什么痢疾还要用当归，痢疾会导致脱水，脱水则会伤血，此时需要补血。如果患者还有积食，我们除了用当归、白芍，还要用健运的药，如白术、苍术。

# 第二篇　病因赋

## 一、五行生克

五行：金、木、水、火、土

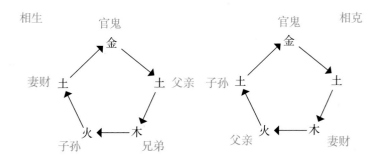

相生：即是相泄　　　　　　　　相克：即是相制

## 二、五行生化

水+木=火　　　木+火=风　　　火+土=燥

土+金=寒　　　金+水=湿　　　水+火=暑

## 三、五行克制

水克火制风　　　火克金制寒　　　金克木制火

木克土制燥　　　土克水制湿　　　水火济制暑

## 四、六淫与脏腑归属关系

风=足厥阴风木=肝胆之气

热=少阴君火=真心小肠之气

湿=足太阴湿土=脾胃之气

火=手少阳相火=心包三焦之气

燥=手阳明燥金=肺与大肠之气

寒=足太阴寒水=肾与膀胱之气

## 五、五脏六腑的生理功能

五脏的生理功能

### 1、心

（1）心主血脉；

（2）心主神明；

（3）心合脉，其华在面，开窍于舌；

（4）喜为心志，汗为心液；

（5）心为火脏；

（6）生血之源泉；

（7）心血中之最精微者；

（8）包络者，心之外卫；

（9）心称君火，包络称相火。

**2、肺**

（1）肺主气，司呼吸；

（2）肺主宣发肃降；

（3）肺主通调水道；

（4）肺朝百脉，主治节；

（5）肺主声，开窍于鼻；

（6）肺合皮，其华在毛；

（7）忧悲为肺志，涕为肺液。

**3、脾**

（1）脾主运化：脾主运化水谷，脾主运化水液；

（2）脾主统血；

（3）脾居于中州，主灌四旁，外合肌肉，主四肢；

（4）脾开窍于口，其华在唇；

（5）思为脾志，涎为脾液；

（6）脾的生理特性：脾主升清，喜燥恶湿。脾为湿土，土湿则滋生万物，脾润则长养脏腑。

**4、肝**

（1）肝主疏泄：调畅情志，调畅气机，促进脾胃的纳化和胆汁的排泄功能，促进血液的运行和津液的代谢；

（2）肝藏血；

（3）肝合筋，其华在爪；

（4）怒为肝志，肝开窍于目；

（5）肝的生理特性：肝为刚脏;肝性喜条达，恶抑郁。

（6）血生于心，下行胞宫，胞宫是血海。

## 5、肾

（1）肾藏精：肾藏先、后天之精；

（2）肾主水；

（3）肾主纳气；

（4）肾主骨、生髓、通脑，齿为骨之余；

（5）其华在发；

（6）肾开窍于耳和二阴；

（7）恐为肾志、唾为肾液；

（8）肾为水脏，水中含阳，化生元气，根结丹田，内主呼吸，达于膀胱；

（9）营运于外则为卫气，此气乃水中之阳，别名之曰命火。

## 6、六腑的生理功能

（1）胆：司相火，贮藏和排泄胆汁，胆主决断；

（2）胃：主受纳和腐熟水谷，胃气主降，胃喜润恶燥；

（3）小肠：主液，主受盛和化物，泌别清浊；

（4）大肠：主津，传化糟粕；

（5）膀胱：贮存和排泄尿液；

（6）三焦：通行元气、总司人体气化和运行水液。

## 六、心病症状（心包病）

| | |
|---|---|
| 血虚 | 神不安、怔忡 |
| 有瘀血 | 怔忡 |
| 火扰其血 | 懊烦恼 |
| 神不清明 | 虚烦不眠，动悸惊惕 |
| 水饮克火 | 心动悸 |
| 血攻心 | 昏迷，痛欲死 |
| 痰入心 | 癫 |
| 火乱心 | 狂 |
| 遗热于小肠 | 小便赤涩 |
| 火不下交于肾 | 神浮梦遗 |
| 实火上壅 | 喉痹 |
| 虚火上升 | 舌强不能言 |
| 火结 | 结胸：结胸为邪气内陷，并与有形之痰水搏结于胸膈而成，其证属实，多为阳证。为痞：胃脘满闷，按之柔软不痛的症候。为火痛胀痛。 |
| 火不宣发 | 胸痹 |
| 心之积 | 伏梁在心下大如臂心下至脐部周围有包块，病则脐上有动气。 |

## 七、肝病症状

| | |
|---|---|
| 血海不扰 | 周身之血，无不随之而安 |
| 以肝属木，木气冲和条达，不致遏郁 | 血脉得畅 |
| 木郁为火 | 血不和 |

| | |
|---|---|
| 火发为怒 | 则血横决，吐血、错经、血痛诸证作焉 |
| 怒太甚 | 狂 |
| 火太甚 | 颊肿面青，目赤头痛 |
| 木火克土 | 口燥泻痢，饥不能食，回食逆满，系木郁为火之见证 |
| 木挟水邪上攻，子借母势，肆虐脾经 | 痰饮、泄泻、呕吐、头痛之病 |
| 肝之清阳不升 | 气机不畅，出现胸闷、胁痛之证 |
| 血不养肝，火扰其魂 | 梦遗不寐 |
| 肝主筋 | 瘕疝囊缩 |
| 肝病及胆 | 吐酸呕苦，耳聋目眩 |
| 于位居左，多病左胁痛 | 左胁有动气，肝之主病 |
| 位于季胁少腹之间 | 凡季胁少腹疝痛 |
| 其经名为厥阴 | 谓阴之尽也，阴极则变阳，故病至此。厥深热亦深，厥微热亦微。<br>血分不和，尤多寒热并见，与少阳相表里。 |

## 八、脾病症状

| | |
|---|---|
| 脾气不布 | 胃燥而不能食，食少而不能化 |
| 釜中无水，不能熟物 | 故病隔食，大便难，口燥唇焦，不能生血，血虚火旺，发热盗汗 |
| 湿气太甚 | 谷亦不化，痰饮、泄泻、肿胀、腹痛之证作焉 |
| 湿气挟热 | 发黄发痢，腹痛壮热，手足不仁，小水赤涩 |
| 脾积 | 痞气，在心下如盘 |

| 脾病 | 脐有动气 |
|---|---|
| 邪在肌肉 | 手足蒸热汗出，或肌肉不仁 |
| 不得命门之火以生土 | 土寒而不化，食少虚羸 |
| 土虚而不运 | 不能升达津液，渗灌诸经不能统血 |
| 脾阳虚 | 不能统血 |
| 脾阴虚 | 不能滋生血脉 |
| 血虚津少 | 肺不得润养，是为土不生金，盖土之生金，全在津液以滋之 |
| 于位居左，多病左胁痛 | 左胁有动气，肝之主病 |
| 分布于季胁少腹之间 | 凡季胁少腹疝痛 |
| 其经名为厥阴 | 谓阴之尽也，阴极则变阳，故病至此。厥深热亦深，厥微热亦微。血分不和，尤多寒热并见，与少阳相表里。 |

## 九、肺病症状

| 凡五脏六腑之气 | 皆能上熏于肺以为病，五脏六腑受其覆冒 |
|---|---|
| 若津液伤 | 口渴气喘，痛痿咳嗽，水源不足而小便涩，遗热大肠而大便难 |
| 金不制木 | 肝火旺 |
| 火盛刑金 | 蒸热、喘咳、吐血，痨瘵并作 |
| 风寒袭之 | 皮毛洒淅 |
| 客于肺中 | 为肺胀，为水饮冲肺 |
| 以其为娇脏 | 故畏火，亦畏寒 |
| 皆主于肺 | 凡气喘咳息 |

| | |
|---|---|
| 位在胸中 | 胸中痛 |
| 主右胁 | 积曰息贲，病则右胁有动气 |
| 肺之令主行治节，以其居高，清肃下行，天道下际而光明 | 故五脏六腑皆润利而气不亢，莫不受其制节也 |
| 于寸口肺脉 | 可以诊知五脏 |
| 肺中常有津液润养其金 | 故金清火伏 |
| 凡肤表受邪 | 皆属于肺 |

## 十、肾病症状

| | |
|---|---|
| 肾水充足 | 火之藏于水中者，韬光匿彩，龙雷不升，是以气足而鼻息细微 |
| 若水虚 | 火不归元，喘促虚痨，诸证并作，咽痛声哑，心肾不交，遗精失血，肿满咳逆，痰喘盗汗 |
| 阳气不足者 | 水泛为痰，凌心冲肺，发为水肿，腹痛奔豚，下利厥冷，亡阳大汗，元气暴脱 |
| 水足 | 则精血多 |
| 水虚 | 则精血竭 |
| 于体主骨 | 骨痿 |
| 肾病 | 脐下有动气 |
| 肾上交于心 | 水火既济，不交则火愈亢 |
| 位在腰 | 主腰痛 |
| 瞳仁属肾 | 虚则神水散缩，或发内障 |
| 开窍于耳 | 故虚则耳鸣耳聋 |
| 虚阳上泛 | 咽痛颊赤 |
| 阴虚不能化水 | 小便不利 |
| 阳虚不能化水 | 小便清长或夜尿频多 |

岭南五运六气与眼诊辨病法

## 十一、胆病症状

| | |
|---|---|
| 胆火不旺 | 虚怯惊悸 |
| 胆火太亢 | 口苦呕逆，目眩耳聋，其经绕耳故也 |
| 界居身侧，风火交煽 | 身不可转侧，手足抽掣 |
| 以表里言 | 少阳之气，内行三焦，外行腠理，为荣卫之枢机 |
| 逆其枢机 | 呕吐胸满 |
| 邪客腠理 | 入与阴争则热，出与阳争则寒，故疟疾少阳主之 |
| 虚劳骨蒸亦属少阳 | 以荣卫腠理之间不和，而相火炽甚故 |
| 相火挟痰 | 癫痫 |
| 相火不戢收敛 | 肝魂亦不宁，烦梦遗精 |
| 胆中相火，如不亢烈 | 为清阳之木气，上升于胃，胃土得其疏达，故水谷化 |
| 亢烈 | 则清阳遏郁，脾胃不和 |
| 胸胁之间骨尽处 | 乃少阳之分 |
| 病则其分多痛，经行身之侧 | 痛则不利屈伸 |

## 十二、胃病症状

| | |
|---|---|
| 胃火不足 | 不思食 |
| 食入不化 | 良久仍然吐出 |
| 水停胸膈 | 寒客胃中，皆能呕吐不止 |
| 胃火炎上 | 饥不能食，拒隔不纳，食入即吐 |
| 津液枯竭 | 成隔食，粪如羊屎 |
| 火甚 | 结硬，胃家实，谵语 |

| 四肢肌肉，皆中宫所主 | 手足出汗，肌肉潮热 |
| 其经行身之前，至面上 | 表证目痛鼻干，发痉不能仰 |
| 开窍于口 | 口干咽痛，气逆则哕 |
| 又与脾相表里，遗热于脾 | 从湿化，发为黄疸 |
| 胃实脾虚 | 能食而不消化 |
| 主燥气 | 故病阳明，总系燥热 |
| 寒病 | 独水泛水结，有心下如盘等证 |

## 十三、膀胱病症状

经谓州都之官，津液藏焉，气化则能出矣，此指小便，非指汗出。

小便虽出于膀胱，而实则肺为水之上源，上源清，下源自清。

脾为水之堤防，堤防利，则水道利。

肾气行，水行也，经所谓气化则能出者，谓膀胱之气载津液上行外达，出而为汗，有云行雨施之象。

膀胱称为太阳经，谓水中之阳，达于外以为卫气，乃阳之最大者也。外感则伤其卫阳，发热恶寒。其经行身之背，上头项。故头项痛、背痛、角弓反张，皆是太阳经病。

位居下部，与胞相连。故血结亦病水，水结亦病血。

## 十四、三焦病症状

| 命门相火布于三焦 | 火化而上行为气 |
| 火衰 | 元气虚 |
| 火逆 | 元气损 |
| 水化而下行 | 为溺 |
| 水溢 | 则肿 |
| 结 | 则淋 |

| 连肝胆之气 | 故多挟木火 |
| 与肾、心包相通，故原委多在两处 | 与膀胱一阴一阳，皆属肾之府也 |

## 十五、小肠病症状

| 与心为表里，遗热 | 小便短赤 |
| 与脾相连属，土虚 | 水谷不化 |
| 上与胃接 | 故小肠燥屎，多借胃药治之 |
| 下与肝相近 | 故小肠气痛，多借肝药治之 |

## 十六、大肠病症状

| 寒 | 则稀溏、泄泻 |
| 热 | 则秘结，泻痢后重，痔漏下血 |
| 与肺相表里 | 故病多治肺以治之 |
| 与胃同是阳明之经 | 故又多借治胃之法以治之 |

# 第三篇　原病式口诀

通过眼诊，脉诊→得到准确的诊断→运用五运六气（即五脏六腑的能量转变）来进行病因、病机、病位、病势、预后的推理→得出相应的治疗原则→最后得出中药的组成。

## 一、天干地支基础属性及其他知识

| 天干 | 甲 | 乙 | 丙 | 丁 | 戊 | 己 | 庚 | 辛 | 壬 | 癸 |
|---|---|---|---|---|---|---|---|---|---|---|
| 数字 | 1 | 2 | 3 | 4 | 5 | 6 | 7 | 8 | 9 | 10 |
| 属性 | 阳木 | 阴木 | 阳火 | 阴火 | 阳土 | 阴土 | 阳金 | 阴金 | 阳水 | 阴水 |
| 符号 | ● | ✖ | ● | ✖ | ● | ✖ | ● | ✖ | ● | ✖ |

| 地支 | 子 | 丑 | 寅 | 卯 | 辰 | 巳 | 午 | 未 | 申 | 酉 | 戌 | 亥 |
|---|---|---|---|---|---|---|---|---|---|---|---|---|
| 数字 | 1 | 2 | 3 | 4 | 5 | 6 | 7 | 8 | 9 | 10 | 11 | 12 |
| 属性 | 阳水 | 阴土 | 阳木 | 阴木 | 阳土 | 阴火 | 阳火 | 阴土 | 阳金 | 阴金 | 阳土 | 阴水 |
| 符号 | ● | ✖ | ● | ✖ | ● | ✖ | ● | ✖ | ● | ✖ | ● | ✖ |

## 二、快速推算年份的天干地支方法

天干：年尾数-3 例如：1969=9-3=己

地支：1900—1999年：（年尾数二位数+1）/12的余数=地支

2000—2099年：（年尾数二位数+5）/12的余数=地支

### 天干

甲己合成土为中正之合

乙庚合成金为仁义之合

丙辛合成水为威制之合

丁壬合成木为淫慝之合

戊癸合成火为无情之合

### 地支

子丑合成土

寅亥合成木

卯戌合成火

辰酉合成金

巳申合成水

午未合成土

### 地支三合局

巳酉丑合成金，申子辰合成水，亥卯未合成木，寅午戌合成火。

## 地支藏干表

| 地支 | 子 | 丑 | 寅 | 卯 | 辰 | 巳 | 午 | 未 | 申 | 酉 | 戌 | 亥 |
|---|---|---|---|---|---|---|---|---|---|---|---|---|
| 本气 | 癸 | 己 | 甲 | 乙 | 戊 | 丙 | 丁 | 己 | 庚 | 辛 | 戊 | 壬 |
| 中气 |  | 癸 | 丙 |  | 乙 | 庚 | 己 | 丁 | 壬 |  | 辛 | 甲 |
| 余气 |  | 辛 | 戊 |  | 癸 | 戊 |  | 乙 | 戊 |  | 丁 |  |

**相克：** 甲戊 乙己 丙庚 丁辛 戊壬 己癸 庚甲 辛乙 壬丙 癸丁

**相冲：** 子午 卯酉 寅申 巳亥 辰戌 丑未

**自刑：** 子卯 辰辰 午午 酉酉 亥亥

**三刑：** 寅巳申 丑戌未

**六破：** 子酉 辰丑 寅亥 卯未 巳申 未戌

**六害：** 巳寅 辰卯 午丑 未子 申亥 酉戌

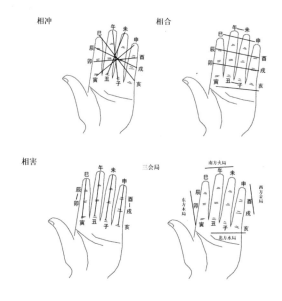

## 十二节气与卦象解析

| 月份 | 正月 | 二月 | 三月 | 四月 | 五月 | 六月 | 七月 | 八月 | 九月 | 十月 | 十一月 | 十二月 |
|---|---|---|---|---|---|---|---|---|---|---|---|---|
| 节气 | 立春 雨水 | 惊蛰 春分 | 清明 谷雨 | 立夏 小满 | 芒种 夏至 | 小暑 大暑 | 立秋 处暑 | 白露 秋分 | 寒露 降霜 | 立冬 小雪 | 大雪 冬至 | 小寒 大寒 |

十月
坤为地
亥（三焦）
23-01

十一月
地雷复
子（胆）
01-03

十二月
地泽临
丑（肝）
03-05

正月
地天泰
寅（肺）
05-07

二月
雷天大壮
卯（大肠）
07-09

三月
泽天夬
辰（胃）
09-11

四月
乾为天
巳（脾）
11-13

五月
天风姤
午（心）
13-15

六月
天山遁
未（小肠）
15-17

七月
天地否
申（膀胱）
17-19

八月
风地观
酉（肾）
19-21

九月
山地剥
戌（心包）
21-23

## 五行与五季的旺相表
### （能量变化图）

| 季节 | 当季者 | 季生者 | 生季者 | 克季者 | 季克者 |
|---|---|---|---|---|---|
| 春季 | 木旺 | 火相 | 水休 | 金囚 | 土死 |
| 夏季 | 火旺 | 土相 | 木休 | 水囚 | 金死 |
| 秋季 | 金旺 | 水相 | 土休 | 火囚 | 木死 |
| 冬季 | 水旺 | 木相 | 金休 | 土囚 | 火死 |
| 季末 | 土旺 | 金相 | 火休 | 木囚 | 水死 |

## 六经气运图

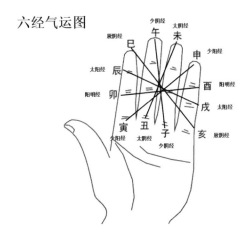

天干：

甲己合成土运

乙庚合成金运

丙辛合成水运

丁壬合成木运

戊癸合成火运


地支：

子丑合成土运

寅亥合成木运

卯戌合成火运

辰酉合成金运

巳申合成水运

午未合成土运

**天干**：奇数为太过，偶数为不及。例如：甲子年，为土运太过；癸酉年，为火运不及年。

**地支**：属性结合化气。

岁土太过，雨湿流行；岁土不及，风乃大行。

岁水太过，寒气流行；岁水不及，湿乃大行。

岁火太过，炎暑流行；岁火不及，寒乃大行。

岁金太过，燥气流行；岁金不及，炎火乃行。

岁木太过，风气流行；岁木不及，燥乃大行。

例如：戊午年，火运太过，结合午火，火势超旺，容易中暑，温度超高。

戊辰年，火运太过，辰年太阳寒水司天，火势压制，平淡无奇。

五气经天化五运图

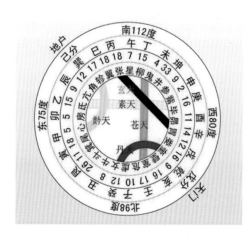

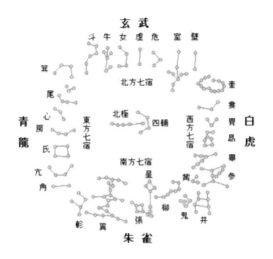

二十八星宿图

## 三、百病皆生于六气

六淫者，风、暑、湿、火、燥、寒也。

强直很像现代的羊癫疯！我们大自然里面什么可以产风？火可以生风。风包含外风和内风。那么羊癫疯是外风还是内风？应该是内风。所以笔者直接指明，风乃肝胆之气也。肝胆为木，木的性质是调达生长。所以说，正常肝胆脉象就是弦长有力，如果没有这个感觉，那就证明他肝虚，肝虚则血虚！血虚会生风，生的还是内风。所以说我们在临床上，如果看到了这个人突然暴病，突然之间强直、筋缩、筋挛，都可以把他归之于风。说到这个风的时候，有一个药可以很好地处理风——防风，称之为风中之润剂，无论是外风内风还是什么风，在临床上遇到这种疾病，都会选择用防风去，大概10到12克左右，用量比较大。

所以有些时候只听别人症状，也能想到矛盾点在哪里，所有的毛病都来自于六气，无论是内在的六气，还是外在的六气都是跟外界相关的。比如说寒，外面寒了我们也要加衣服，外面热了我们也要减少衣服。再比如面瘫，晚上没有关好门窗，风吹了一晚，风是不是吹到我脸上，进到某个经络点上、某个部位而形成了面瘫。所以我们经常说的面瘫是受风寒而起。大自然的风不把你吹成感冒，也可以把你吹成面瘫。

那么风热是不是一样也可以把我们吹生病了？夏天的天气差不多三四十度，突然之间一些风吹过来会很凉爽，如果你在烈日暴晒后去吹这个风，很容易得风热感冒，也很容易中暑。

所以大自然的六种环境的变化（六气），互相之间一集合，马上就可以引起人体里面的四个系统——气、血、水、食的崩溃。

少阴君火是我们的心火，我们的心火乃真心小肠气也。小肠跟心脏互为表里，因为壮火食气，所以会导致我们的真心小肠出现毛病。

我们的脾脏喜燥恶湿，而我们的胃，喜润恶燥。通俗来讲，一个是干土、另一个是湿土。根据这个属性，我们就可以知道湿气是自于脾胃，它的升清功能失去了，降浊的功能也失去了。所以只要是中土有湿，他都会引起湿症。无论是以前有过糖尿病、阴疽还是瘀血堵塞，凡是肉的问题都可以归到脾胃。因为脾胃主大肉，它们烂的是皮肉，所以我们在调理的时候，肺和脾胃都要调。因此我们常用平胃散和二陈汤。

手少阳三焦相火之热。我们一说到手少阳三焦经热，就叫做相火（相对于心火而言）。这里也叫做邪火，有君火就有相火，有客火就有邪火，我们要将各种火的性质理解透。我们三焦里面的火会走遍全身上下。

上焦如雾，有东西郁在上焦会化火，心肺部有郁，指的是心和肺不能条达整个上焦的火气。我们的肺主气都堵在上焦，那么我们下药的时候就用归经心肺部的药，调气调血。调心肺部气血的药有当归、川芎等，进入心肺清火的药有栀子、连翘；专门清上焦热的有黄芩。

我们中焦有什么脏腑？有脾胃，肝胆，小肠。那我们中焦如枢，上焦要发散，中焦要运转，下焦要排泄。中焦脾胃有湿，有水的问题，是不是还有食的问题，还有肝胆的血、气问题。那么要解决中焦运转的问题，这四因全部要解决，才能恢复运转。用苍术、白术、陈皮、青皮、枳实、枳壳、茯苓一类健运脾胃的要药。

五运六气的核心就是要转动起来，无论什么疾病，只要病位在中焦，我们都可以用转动运化的方法使其转动起来。如果他的中焦始终转动不起来，那么其他问题很难处理，效果很难发挥。

下焦如渎，下焦有膀胱、肾、大肠，治法就是排出去。平时大肠有点热，就会便血，尿道湿热就会血尿，大蓟、小蓟、地榆都是入小肠脏腑，说明下焦跟血系统也关系密切。所以下焦和气、血、痰、食四个系统都有关系。我们调理时可以用杜仲、桑椹、生地、黄柏、山萸肉、菟丝子等等。

只要是急症，如耳鸣呕吐等皆属于火，热跟火是不一样的，火过多就变成毒，你们有见过感冒叫风火症吗？一般都是风热，眼胞肿胀我们叫做风火症。

我们理解透六气，大自然的气是互通的，六邪会互相勾结，很常见的就是风湿关节痛。湿跟火在我们人体里面是两种邪气，上热下寒就很典型，上面火热，下面湿热。我们最常见的是男性睾丸癌，或者是尖锐湿疣，火毒和湿毒互结。女性支原体、衣原体炎症表现为白带过多、豆腐渣样，恶臭，颜色黄而浓，阴道口小疱疹，这就是我们所说的毒。六气到了极点就会变成毒，六气各有毒，分别是风毒、热毒、湿毒、火毒、燥毒、寒毒。

三焦之气的火更多的是什么？我们的阳气，靠三焦而行走，心包经和三焦经互为表里。为什么三焦火会引起心包络的火？我举个例子，奔豚气就是有团气往上冲，气堵着，叫气逆身亡。看到爆血管的那些人，突然的气逆，七孔流血，然后突然暴病暴死。这就是气逆冲上，暴病暴死。

三焦火毒到了一定程度之后，会影响心包。心包最大的作用是什么？心包就是心脏外面那一层，里面有很多血管。血在血管里面，不能出来，如果出来皮肤会通红，所以心包一定不能出问题，一有问题我们的血管就会爆了，血的系统就会崩溃，就会流血，吐血，七窍流血，脑动脉出血。所以暴病暴死就是指心包的急症。

之前有几个病人，他的心脉沉细无力，不规律，而且手是冰冷的，可以直接跟他讲："你的心脏不好。"然后再具体分析，脉沉细无力，而且数，像不像我们说的回光返照？患肺心病的患者，晚上睡觉半卧，气才会上得来，才会顺。医院的病人睡的床就是多功能折叠的，就是为了让他半卧休息。

早上查房病人描述病情，他无论是站着坐着，都会感到心慌，心跳胸闷，烦躁不安，他的脸上黑而透红。黑是肾色，属水，红是心色，是不是属火，那么这两种色加起来就是我们所说的水火不容，这种脸色就是死色。无论怎么治，预后都不怎么好。

这个脸色告诉我们，黑为主色，火为客色，就好比一团小火苗在一团水下面。小火苗就好比他的心脏，下面一团水把火灭了，人也就亡了。有脑袋犯晕，血压飙高的病人，他的脸色都是假象，不给他把脉，只是看脸色，脸乌黑乌黑的，再仔细看，里面有点红晕红晕的，已经看出来问题了，这就是我们后面要学的看脸色。

有哪种邪气可以干扰到水和血这两个系统？是燥邪。用我们例子来验证，有一个老太太，脚烂皮肤黑，又有点皮脱屑，这个人是精瘦的，那么我们开麦冬、天冬、熟地、生地、当归、川芎、赤芍等大量的润药，帮她滋润血分，补血为主。服药后皮肤很快恢复了血色，疮很快就好了。如果按照西医的做法，首先是帮你降血糖，帮你杀菌，再打激素，老太太如果经历这种治疗，体质就会下降得非常厉害，甚至危害到生命。所以我们中医治病，无论病有多复杂，对症开方就能解决问题。

寒邪最容易伤到的是足太阳寒水，因为足太阳膀胱经走遍全身，从头到足，横跨面积大。肾与膀胱主水，容易跟寒邪互结。水本来就是阴物，这一段都是水系统的病，寒凝血滞在B超检查下看到的都是一团由血水凝成的囊肿。古人的分析都是有道理的，古人有解剖的经验，才能沿用至今，所以我们看到这些症状，使用对应的治疗方法即可，有寒祛寒。水遇寒凝固，我们就温阳升阳，暖化寒凝。温阳的药有石菖蒲、肉桂、桂枝、干姜、附子、肉苁蓉、升麻、黄芪、党参、菟丝子等都是温阳入肾的药。

感冒第一个要素是一定要有风，不论风寒风热都是风，现在我们看感冒经典的一派热象或一派寒象已经很少了，现代不是上热下寒，就是寒热夹杂，如典型的外感风寒，内有蕴热，所以每一种病都要辨别清楚。这本书的作用是用病论治，把病单独拿出来讨论。现在用我们的方法，一概不用论证而治，运用五运六气的方法，总称调体质。以后遇到复杂的疾病，千万不要掉进旋涡里面。

## 四、诸症莫逃乎四因

中医的生理系统有四个：气、血、水、食。

就像四个机关单位，五脏六腑就是十一个工人分布在四个单位工作，工人之间关系有单干、协同、压制、附属等，共同来完成身体的能量转变。

中医的病理系统有四个：气滞、血瘀、痰湿、食积。

受到外界因素或情绪影响，导致生理系统出现崩塌，正常的生理产物无法产出，才会有病理产物产出。

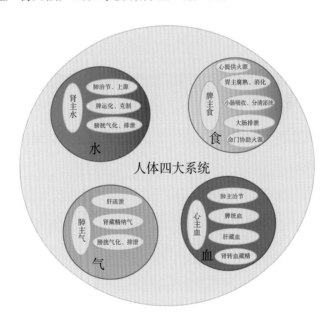

## 五、伤寒症传遍及六经证用药诀

首先我们讲一个风热感冒的病人。有头痛、发热但鼻子没什么鼻涕。干咳、大便不通畅。这个病人还有一个问题，就是得了感冒之后，第二天开始，大便出血，痔疮掉出来。必须要用手回按一下，按进去。为什么感冒会引起大肠出血、引起痔疮出血？

我们用十二经传遍来讲，在脏为肺，在腑为大肠，肺有风热，会传遍大肠。我们中医里面不是有"大肠风"吗？这个肠风我们经常称之为风热，即大肠也可以风热。大肠风热就会干结，容易出血、便血。伤寒疾病六经传遍的解释是厥阴经、少阴经、太阴经，阳明经、少阳经、太阳经，这六条经。伤寒的病邪，在这几条经转一圈之后，自己发出去了，病就好了。这是人的自愈过程。

若然两虚伤寒症，一日两经表里病，水浆不入，不知人，六日之间当殒命。三阳合病的用柴葛解肌汤。

是故伤寒不服药，待过七日无差错；七日之中一剂差，变成坏症终耽搁。

解析：这七天只要稍有误治，病都会辗转反复，而且感冒经常会遗留一些病症，如咳嗽、咳痰、鼻敏感、经常打哈欠，哪里的正气虚，病邪就喜欢停留在哪里。感冒开药一般都是开一两剂，中病即止，剩下就调理咳嗽、咳痰之类的。用脉象分析是真热还是假热，判断是五脏六腑的什么问题。助消化入胃经的中药有：高良姜、生姜、干姜、麦芽、山楂、草果、厚朴、春砂仁、木香、陈皮、半夏。清虚热的中药：紫草、地骨皮。

## 1、发汗有五

麻黄发表邪之汗，桂枝发经络之汗，葛根发肌肉之汗，小青龙发心下水气为汗，大青龙发胸中阳气为汗。

## 2、太阳经证用药诀

太阳经证恶寒先，身热头痛脊痛连，有汗伤风脉浮缓。

无汗麻黄汤可汗，汗多宜以桂枝汤，时药香苏加减用，对经中症即时痊。初症原来是太阳病，及时发表便安康，若然误用阳明药，引入肌中热不凉。

浮是气虚，缓是迟而无力，脉浮而缓是气虚的极点，无汗伤寒脉紧弦。四时感冒很常见，感冒的症状首先是恶寒、发热、头项胀疼。寒风一吹过脖子，觉得冷冷的，过大概一天经气传变了，就不觉得冷了，颈部会出现僵硬感，时间越长，脖子就会越来越痛，痛感连着头部，疼整个背部都不舒服，再到喷嚏，之后就鼻塞流涕、咽喉疼、发烧，就咳嗽有痰，这是其演变的过程。

大家看到感冒一开始两天很少会头疼，一般出现咳嗽的时间，都是在第三到四天，或者久治不愈的咳嗽。大家发现一个规律，有七八成人的感冒，他的症状演变都是这样下来的。

人的手太阳小肠、足太阳膀胱这两条经受了风邪之后，首先中我们的背部，这个位置也是阳气最多的地方。为什么脖子这么容易被吹到，容易伤阳？这里有个大椎穴，八脉交会穴，就是我们人体储存最多阳气的地方，而且我们太阳经三份阳气汇点都在背部脖子的地方，属于阳中之阳的地方，也是督脉通过的地方。我们受风之后，先是恶寒、疼痛、鼻塞流涕，然后顺传太阳经，下个经传变的是手少阴心经、足少阴肾经，会出现咽喉痛，口干。如果逆传心经，就会心烦，所以银翘散加了一个很特别的药，淡豆豉，淡竹叶。方歌经典有一句话"银翘散主上焦疴"，就是指上焦的问题，清心烦。淡豆豉还能除外感，所以我们以前有一个方叫栀子豉汤。

逆传心经都是少阴的问题，那么到肾经那人就会睡觉。下一个顺传的是手厥阴心包，会出现高热神昏，会胸闷，那么再从心包顺传手少阳三焦经，会出现寒热往来。正中太阳的时候是不是已经高热了，也没有第一天感冒就高热，都是第二第三天有了咽喉肿痛才会出现高热，感冒通常都是这个规律。少阳证会寒热往来，默默不欲饮食，还有寒战，因为病邪在少阳又出又入，然后顺传肝经，再顺传太阴经。大概在第四天肺就特别容易出现问题，会有肺炎、有积液，如果病邪性质是热，还会咳血咯血。肺经的下一个是大肠经，如果是热性会导致便秘，寒性会导致腹泻，或者大便不成形。顺传到阳明胃经时，会呕。所以我们在临床上经常会看到一些高热不退的患者，后期会呕吐，最后就会拉稀，再到脾经基本上十二经走完了。

我们的小周天二十四小时，两小时走一条经络。一般来讲半个小时可以走完一条经，所以我们针灸都是针半个小时，但是如果他真正传变下一条经，则需要两个小时。我们顺传和逆传都是一样的，病邪到哪条经，则出现对应的症状，所以病邪走到哪个地方，哪个地方的脉象都会强起来大起来，因为走每一个地方都会聚集这个能量，所以我们结合前面的左右人迎脉一盛，便是风寒暑湿证。右手气口脉一盛，便是内伤饮食证。

我最开始不明白，风寒暑湿多出来应该是在肺里浮大起来，但是摸到的是正常肺脉（浮短涩），在临床上很难进行辨证，后面结合伤寒证传变六经，主要看的是传变，太阳经跟少阴经息息相关，互为表里，外面有问题难道里面没有问题吗？邪气是在传变的。现在新冠肺炎不就是感冒吗？打喷嚏、鼻塞都没有，反而出现头疼咽喉痛，咳嗽，为什么会先出现这种症状，因为感冒很多传变，我们先把脉论治，按照脉象对症处理。有些感冒缠绵不愈会出现咳嗽、咯痰、乏力、饮食停滞。无论感冒在什么阶段，我们都按脉象来论治。浮数就是气虚，稍稍的补气，理气，继续清热的金银花、桑叶、连翘、淡豆豉，大家综合使用就可以了。外感的邪有没有扰乱内部系统？有，扰乱我们四个系统才会有相对应的症状，所以大家记清楚这四大系统——气、血、痰、食。比如鼻涕属于气的系统问题，还有嗳气、乏力、胀气、放屁等，所以我们在下药过程中要用到引经药。浮是气虚、缓是迟而无力，就是有寒、就是气虚到一定程度，会血虚。

白芍能敛气敛血敛汗，养血滋阴。气虚是阳气虚，为什么还要滋阴？出了汗就是出了血，所以我们要用补血药。有人问五味子可不可以，五味子的功效只是收敛，没有敛血补血的功效。

桂枝入心肺膀胱经，抗击了敌人，还补阳气。桂枝和白芍把心肝脾肺全部都巩固了，把邪气全部停留在太阳经，不能传变到其他地方。

如果巩固不好，从太阳经再逆传到心经，再往下是脾经，所以要用生姜大枣巩固好脾经、心经。太阳经是我们最广泛一个经络，服药之后邪气就会出去。

紧弦脉是数而有力，数是有热，有力是说明气不是很虚，而且我们的紧弦脉大家也可以看得到，它最有力的部分在浮的部分，所以说临床看到紧弦脉可以知道还有浮的元素。数而有力说明气不太虚，反而是热比较多，为什么无汗伤寒脉紧弦的时候脉会数？因为此时气一直在太阳经里面转圈，只要转到下一条经它就会出汗，太阳经最多的就是阳气，既然没有出汗说明没伤到血，可以排出淤血。既然脉象很有力，证明现在是气滞，慢慢会转成气虚，所以我们要用麻黄汤。

### 3、阳明经用药诀

> 阳明经证热如汤，不恶寒兮减去裳，目痛鼻干眠不得，脉浮洪滑数而长，法用解肌取微汗，升麻葛根最为良。
> 太阳传症到阳明，剂用升麻病即轻，若犯小柴胡一剂，邪即传入少阳经。

我们从脉象分析，浮洪脉象是浮而有力，滑是迟而有力，数是快而长。脉有可能是洪，滑，长，总体是有力，最有力在上部。只要是以上几种脉象都可以用解肌取微汗，帮他出汗发汗。

为什么脉象会有力，因为脉象数代表热性体质的脉象，第二是浮洪，我们确定这个脉象是气虚脉，气虚加热，气虚就会气滞，气滞就会发热，气郁而热。气虚发热的补中益气汤就是甘温大补，肝郁化火，气堵在一起不运行，堵在那里就化热，处理的方法很简单，即补气清热。解肌最常用升麻葛根汤，引经到胃，大肠阳明经，而且升麻能提气，就能补气，补气而清热归阳明经。用升麻、白术，加点清热的药，如黄芩、栀子、连翘。补气还可以用西洋参；柴胡也可以提气、补气，入阳明经的引经药是白芷、白芍。

想用药越用越精的话，那么用的药需要包含多种元素。现在弄明白基本病机是气虚导致气滞，气滞气郁化火，肝立马受到影响，因为肝主疏泄，肝开窍于目，所以目会痛，肚子会痛，阳明大肠经从手到头连通目，走足，所以说气堵住了，经络走向的地方有问题。为什么会眠不得？现在脉象数，热扰心神，热都在阳明胃经里面，胃不和则卧不安。怎么通过脉象知道经络的问题？看部位，这个时候脉浮洪滑数而长应该在右寸和右关，右手气口脉一盛，便是内伤饮食证。

传变速度很快，右手气口脉盛起来，左手的脉还盛不盛？不一定盛，如果还有邪气残留在左手脉，那就证明现在太阳跟阳明合病，这个时候是热得非常厉害，现在如果用小柴胡则会引邪入少阳，小肠跟膀胱经，还是对症下药，太阳经的药跟阳明经药一起用，就是桂枝葛根汤等。

…

## 4、少阳经用药诀

　　少阳寒热往来更，口燥咽干胸胁疼，干呕脉弦兼重听，小柴和解即安宁。

　　阳明传入少阳经，一剂柴胡热便清；若用麻黄重发汗，便为蓄血反蒸蒸。

　　少阳经症未痊除，若用将军即下虚，痞气结胸从此致，请君临症莫含糊。

　　脉象是只有脉弦，数而有力就可以判断性质是有热而有力，并不是很虚，不用大补，只能用清热，加上脉象的弦，我们就知道是肝的毛病，因为现在是以气滞为主，虚不明显，我们用归肝经为主的清热药，郁金、柴胡。一旦是弦脉，就知道是肝经有病，行气清热的药很多都是归肝经的。学会这个思路就会应用这个方了，我们要灵活运用加减。只要思维是对的，肯定有效，用药越精效果越快。下医治急病，中医治现病，上医治未病。

　　一开始是心，然后是肺脾胃，到肝经，哪个脏腑厉害马上用哪个脏腑的药。发热很盛，如果这个时候用麻黄发汗，发汗是耗血，如果这个时候还来耗那么多血，就会变成局部瘀血，一发汗就是出血，出血就会血虚，就会有淤血，瘀血又加重血虚，阴不足则阳旺，就会发热。两个重点总结，只要跟热性有关的，就是气的问题，跟阴有关的，就是血的问题。

　　普通便秘就是四个药，苍术，厚朴，当归，桃仁。便秘是血不够，气不够，对应组方即可。

## 5、太阴经用药诀

> 太阴经证当恶热，脉沉有力来无歇，舌苔气急烦躁增，
> 石（膏）知（母）投之休胆怯。

有热、血虚，滋阴养血，清来自于气滞产生的热，滋血的阴。跟气有关的是肝经，柴胡升麻都是清热药，归肝经，栀子、连翘、石膏都是清气热，单用石膏行不行？归肺脾胃，我们还要加引经药——柴胡。滋阴用知母、熟地、生地、玄参、麦冬、天冬。脉沉有力来无歇，是气虚，烦躁是血虚。所以完美的方子就是金木水火土都要关注到。

> 太阴恶热烦躁并，口干有热心下闷，二便自利病居中，
> 黄连泻心汤最应。

烦躁是血虚，口干有热心下闷，一旦血虚就闷，心与胃满闷就不舒服，证明血虚心不好，通常病人心慌，其实就是胃脘部不适。下利严重，气热就走得快，猛冲乱撞，加速大便，有些人就是一吃就拉，根本没消化。这种病人治则为清热。我们的经验，有泄利就是气热，如果是气虚不会拉这么严重，是一点点的拉。

> 太阴恶热多口渴，烦躁腹满大便数，黄芩芍药两相须，
> 更加甘草和中药。

太阴主肺输布水液、脾主升清，如果邪气侵入太阴脏腑，这两个功能就失去了，首先水的系统会出问题，第二个是气的系统出问题，恶热和口渴分别是气和水的系统出问题，大便数是因为水的系统出问题。肾主水，水要经过脾往上升，到肺输布，肺本

身的性质就是肃降，那么这时候水不能上去，心就会烦躁，益不
了肺就会口渴，就是水停留在下部的肾、膀胱、大肠。下焦水液
过多，大便数到后面就是一直在拉水。太阴经分两个脏腑，一个
肺一个脾，这个时候建议用白芍引经到中焦，黄芩引经到上焦
入肺，加入甘草中和。我们不仅要调节水的系统还要调节食的
系统。

> 太阴经证身恶热，更兼腹痛将危绝，腹部连朝结不通，
> 桂枝大黄汤最捷。

太阴经表证，邪气进入脾胃，现在是比上一段严重了还是轻
了？现在其实是严重了，由恶热转变成了脏证，由经表证转入脏
腑，中脏一般是大病，西医认为这是急性胰腺炎，也可能是急性
胃穿孔，还可能是急性胆道梗阻引起急性胆囊炎，还有急性糖尿
病酮症酸中毒，呼吸急促，发热，血糖飙升。中脏一般就是急症
坏死的疾病，腹部连结不通是在告诉你得了肠梗阻，就用桂枝大
黄汤，有点像大承气汤的用法，里面的阴气大盛，阳气已经快灭
绝了，把阴气赶到了外面，短时间内身体会害怕外面的热，阳气
来源于心火生土，子盗母气，盗了阳气导致心阳不振，所以用桂
枝温通心阳，用大黄打开食的系统。

> 太阴经证表尚热，内有烦躁便且结，腹中满闷舌中苔，
> 大柴胡汤登时捷。

太阴经病转轻，烦躁有表热，我们直接用大柴胡汤，是小
柴胡 + 石膏 + 大黄。大柴胡汤的方解应该是把五运六气转动起

来。现在饮食、气、水的系统都堵在土的系统，我们把土多余的能量排掉，即发热气滞都排掉。大家私下可以好好探讨大柴胡运用，比如胆囊炎就是伴有大柴胡汤的适应症。

## 6、少阴经用药诀

> 少阴经证身体凉，恶热烦躁手足扬，口渴舌苔服满硬，大小便秘语言狂，或为下利纯清水，此皆邪热胃中藏，法用苦寒攻下剂，急投三味小承汤。

少阴经首先出现烦躁胸闷胸痛，而且一旦病邪深入，可能会出现晕厥，如果邪在肾，小便可能会崩漏，水肿，二便失禁。邪气到少阴经的时候身体会发凉。因为此时这个人阳气、阴气只剩下两份，太阴还有三份，基本上阳气灭绝了，所以身体会发凉。为什么会出现恶热呢？因为阳气快灭绝了，心里会烦躁，还剩的阳气，给那两份阴气赶来赶去，所以手足会舞动，就好比回光返照的人，即将快死之人。口渴就先想到水系统，现在阳气已经没有了，他没足够的能量调动食水，只能停滞。一般来讲这个人脸色都是黑的，无光泽，如果是男性，生殖器官会缩回去，阳气全部耗尽，阴阳离决，最后可能会出现排尿时伴有大便水样流出的症状。医院看到这种情况赶紧让他回家，基本到了生命最后的尽头。为什么还有邪热藏胃中，胃根本没有阳气消化饮食，都堆积在胃里，要用小承气大黄枳实厚朴来泄热，先用气药通一通，再用苦寒的大黄来逐瘀。

## 7、厥阴经用药诀

> 厥阴经证身厥冷，烦躁去衣腹满硬，舌卷囊缩气上冲，发狂谵语将殒命。寄语医家不用忙，要知生死脉中详，生脉来时沉有力，大承急下得安康。死脉来时微且乱，若然投剂急乖张。

三阴厥逆之症，实非真寒，乃假寒也，外虽厥冷，内有实热。《内经》云：亢则害，承乃制。热极反兼寒化，阳盛格阴，热深厥亦深也，表虽厥冷，非比太阳恶寒之症。如初病太阳，后次第传至三阴，必先扬手掷足、揭去衣被、狂妄不宁、大小便秘结，复至沉静厥逆。医家至此，不可不察病情，误投热药，杀人不远矣。

阳气衰弱到一定程度的时候，阴阳离决，阴阳漂浮在外面，表现出假象，感觉那个人是热，但摸下去皮肤很冷。虽然表现出身大热口大渴，但是真正把水端过去也喝不了，这个邪气到厥阴经的时候，阳气几乎耗尽了，还有一点点阳气漂浮在外，便看到狂躁不安。此时我们要回逆，回阴补阴，达到阴阳平衡，补阴药里面要加回阳药。就好像房间里面全部都是阴气，外面一扇门，光用回阳的药，这扇门会把它挡在外面，进不去，这个时候我们要用阳的药撬开门，所以阴、阳两种药都要下。

## 8、直中三阴真寒证用药诀

> 元气衰微邪易侵，寒邪直中入三阴。三阴经证须分治，慎勿模糊不用心。

太阴直中恶寒时，脉息沉迟弦滑微，肚腹疼来兼吐泻，理中一盏急需施。太阴直中身恶寒，更兼发热泻难安，头疼体痛并腹痛，桂枝参术炒姜甘。太阴直中脉沉微，四肢厥逆痛如答，面色凄凄神不足，大小便利四逆宜。

太阴经直中恶寒是指邪气从太阳传到太阴的时候，吃点凉的东西去到脾胃就是太阴，最开始的时候会表现一派的寒象，塞住脾胃相当于本来这个人没有吃东西，就是 1 的能量，吃了东西就变成 1.5 的能量改变，而且一下子跳过太阳阳气，直接到至阴阴气，阴加阴就阴寒大盛。用我们四大系统来说的话，气遇寒则气滞，血遇寒则凝固，水遇寒则结冰，饮食遇寒则消化会停滞，这四种产物都出来了。

脉息说的就是这四种情况，血遇寒则凝固、则血瘀，最后就会血虚，血虚脉就沉，寒就会迟，弦脉数而有力。沉加迟加滑有可能是沉弦脉。可以用理中汤（党参、白术、干姜、甘草），党参入太阴补脾肺，白术温燥补气，干姜直进肺、脾、胃升阳温气驱寒，甘草补气。这个我们可以灵活运用这四个补气的药，如果是气虚为主的，我们党参最起码用到12~15克，如果是饮食积滞就用白术，如果是寒邪为主就用干姜，如果是直中太阴的，用二三十克都是没有问题的，如果是以痛为主的，就用炙甘草缓急止痛。以吐为主用干姜，如果以泄为主就用白术，如果是气衰力弱就用党参、太子参。心功能障碍、肺功能障碍，阳气郁在一起发热，要用桂枝通掉。发热难安是气郁太过，用小建中汤。

少阴直中体恶寒，发热头疼面色苍，身如被杖且无汗，麻黄附子细辛汤。此症分明似太阳，如何又作少阴详？只因脉息沉迟涩，故与温经发表汤。少阴直中恶寒风，身热头疼体痛凶，口不渴兮身有汗，桂枝附子甘草从。此症如何作少阴？脉沉微弱恶寒深，外虽有热非真热，阴盛格阳当记心。

直中厥阴身厥冷，小腹疼痛连阴茎，脉息沉迟弦且微，当归四逆汤宜审。

之前我中了一次三阴寒证，当风寒到少阴经的时候，就特别痛，越睡越痛，整个晚上瑟瑟发抖，好像一百个人在打我，体痛，全身的骨头痛。如果是太阳少阳证只是体表痛，三阴证是骨头痛，从骨头里发出来的一阵阵阴痛。

直中三阴寒证，恶寒身不热、色青、不渴、大小便自利、其脉沉迟，人皆可知。如或反常，实难知也。如身热面赤、大小便自利、口干，医家至此，但当察其脉势虽大，来意虚豁力薄，不渴；或沉迟弦滑而微，形气有不足之象，俱为寒证。

脉象是沉迟的肯定是虚而有寒，虚豁力薄表示是虚脉，微脉是轻轻一碰就消失了，这种已经虚到极点。里面真正的寒邪在驱使阳气跳脱体表，脉象哪个部分最有力，阳气就在哪个部分；虚脉在哪个部分。就证明他的阳气在体表那里即将脱离，如果阳气还在身体里面，脉象应该是不浮不沉，需要利用脉象判断阳气究竟在体表还是体中、体内。

或服凉药太过身热不退亦然。此非真热，乃假热也。盖因寒邪太盛，逼出虚火，游行于外。《内经》云阴盛格阳，若不用心审察而用苦寒之剂，决死无疑。大抵伤寒症，阳证见阴脉死；阴证见阳脉生。盖伤寒之邪，乃外来之邪，必得元气相敌。元气属阳，故见阳脉而生。见阴脉而死，元气绝也。阳者脉大而有力不乱，阴者脉小而虚微至乱。

如果中寒邪之证伴有阳脉，表示体内有生气。然而，遇见阴脉则表示元气基本已绝。我们以前用独参汤回阳救逆，此汤能大补元气，元气属阳必须用阳药救元气，我们叫回逆。同理，用大温大热的药，一样可以回阳救逆。

调治伤寒之法，先须识症，察得阴阳、表里、寒热、虚实，亲切复审，汗、吐、下、温、和解之法治之，庶无差错。先观两目或赤或黄，次看口舌有无苔状，后以手按其心胸至小腹有无痛满，再问其所苦、所欲、饮食起居、大小便通利若何、并服过何药、曾经汗下否，务使一一明白，脉症相对，然后用药，庶几无差。

跟我们前面发言需当理一样，平时对的是内伤杂病，如果对很急的人一定要问，越细越好。

一看伤寒，先观两目，或赤或黄。赤为阳毒，六脉洪大有力。燥渴者，轻则三黄石膏汤，重则大承气汤。

跟黄连解毒汤很像，栀子换成石膏入阳明经热，六脉洪大有力，看之前三部总看歌里面："洪滑不堪旧病逢"，如果这个时候洪滑脉太久伤元气，就会变成慢病旧病，轻则三黄石膏，重则大黄芒硝枳实，看到大热大渴白虎汤重用石膏。

再看口舌有无苔状：舌白色者，邪未入里，属半表半里，宜小柴胡汤和解。舌上黄苔者，胃腑有邪热，宜调胃承气汤下之。大便燥实、脉沉有力而大渴者，方可下。

为什么会有大便燥实，你看他的脉象沉而有力，此为血虚，没有血的滋润，大便就干燥。

舌上黑苔生芒刺者，是肾水克心火，急用大承气汤下之，此邪热已极也。舌苔生长黑色的芒刺先用大承气汤，过后要调补气血。

凡伤寒舌苔厚燥，用井水浸青布片子，于舌上洗净后，用生姜片时时浸水刮之，其苔自退。

**依次以手按其心胸至小腹有无痛处：**

（1）若按心下硬痛手不可近，燥渴谵语，大便实，脉沉实有力，为结胸证，急用大陷胸汤加枳壳、桔梗下之。

甘遂能逐水，芒硝能软坚散结，大黄清积食。

（2）若病人自觉心胸满闷，按之而不痛者，为痞满也，宜泻心汤加枳壳、桔梗，其效如神。

（3）若按之小腹硬痛，当问其小便通利否。如小便自利、大便黑、兼或身黄、谵语、燥渴、脉沉实者，则知蓄血在下焦，宜桃核承气汤。下尽黑物则愈。

现代医学解释为肠道出血，所以有黑便，强调出血，桃仁承气汤很容易理解，都是处理血、气、水、食四个重点。

（4）若按之小腹胀满不硬痛，小便不利，则知津液留结即溺涩也。宜五苓散加木通、栀子利之；亦不可太利，恐耗竭津液也。

即使不知道症状，只知道现在是什么系统出问题，也可以直接应用对应系统的方子。现在是水的系统为主，需要用归水液的引经药，如桂枝、泽泻，肺为水之上源主疏布，主要是调水的系统肾和肺。

凡治伤寒，若烦渴欲饮水者，因内水消竭，欲得外水自救。大渴欲饮一升，仅可与一碗，宁令不足，不可太过。若恣饮过量，使水停心下，则为水结胸；若水射于肺，为喘、为咳；留于胃，为噎、为哕；溢于皮肤，为肿；蓄于下焦，为癃；渗于肠间，则为利下，皆饮水多之过也。不可不与，又不可强与，与之常令不足为宜。

越是烦渴的，只能一点点的给，不能太多。

凡治伤寒，若经十余日以上尚有表证宜汗者，以羌活冲和汤微汗之。十余日若有里证宜下者，以大柴胡汤下之。盖伤寒过经，正气多虚，恐麻黄承气太峻。误用麻黄，令人亡阳；误用承气，令人不禁。若表证尚未除，而里证又急，不得不下者，只可用大柴胡汤通表里而缓治之。又老弱及气血两虚之人有下证者，亦用大柴胡汤下之，不伤元气。如其年富力盛者，不在此列，从病制宜。

如果十天以上微微出汗，用羌活汤即可，十日有里证，用大柴胡和阳明少阳证。

若先起头疼发热恶寒，以后传里，头疼恶寒皆除，而反怕热，发渴谵语；或潮热自汗，大便不通；或揭去衣被，扬手掷足；或发斑或狂乱。此为阳经自表传入阴经之热证，俱当攻里之药下之。设或当下失下而变症出，手足乍冷乍温者，因阳极发厥，即阳证似阴，名曰阳厥，外虽厥冷，内有热邪，以承气汤下之。又有失于汗下，或本阳证误投热药，使热毒深入，阳气独盛，阴气暴绝，登高而歌，弃衣而走，詈骂叫喊，燥渴欲死，面赤眼红，身发斑黄，或下利纯清水，或下利黄赤，六脉洪大，名阳毒发斑证，轻则消斑青黛饮，重则三黄石膏汤去麻黄、豆豉，加大黄、芒硝下之。令阴气复而大汗解矣。

如果脉象洪大有力，阳气很足，如果误用热药就会出问题。

一病初起无头疼，无身热，恶寒，四肢厥冷，腹疼吐泻，引衣蜷卧，不渴，或战栗，面如刀刮，口吐涎沫，脉沉细无力，此为寒邪直中阴经，即真寒证。不从阳经传来，当用热药温之。如寒极手足厥冷过肘膝者，因寒极发厥，谓之阴厥。宜四逆汤温之。

只要是手足厥冷都可以用四逆汤，先辨证是真寒还是真热。

凡腹满腹疼皆是阴证，只有微甚不同，难以一概施治。腹疼不大便，桂枝加芍药汤；腹痛甚者，桂枝大黄汤。若自利腹疼，小便清白，当温之，理中汤、四逆汤。看微甚用药，轻者五积散，重者四逆汤。

又有初起外感寒邪、内伤生冷，内既伏阴，内外皆寒。或本真阴，误投凉药，阴气独盛，阳气暴绝，以致病起即手足厥冷、腰背强重、头疼眼眶疼、呕吐烦闷、下利腹痛，身如被杖、六脉沉细、渴不思饮。以后毒气渐深，入腹攻心，咽喉不利，腹痛转甚，心下胀满、结硬如石，燥渴难忍，冷汗不止，或时郑声，指甲青黑，此名阴毒症，速灸关元、气海二、三十壮（关元穴在脐下三寸、气海穴在脐下一寸五分）。或葱熨脐中，内服回阳急救汤。令阳气复而大汗解矣。

只要脉象沉细速速用艾灸回阳救逆。

伤寒发狂奔走人难制伏，宜于病人室中生火一盆，将好醋一大碗浇于火上，令病人闻之即安。

用法跟我们乌梅汤一样，虫遇酸就退了，如果看到烦躁不安的人，除了用栀子豉汤，还可以用酸醋或乌梅送服。

## 六、瘟疫病感冒四气务要先明

丹溪曰：春应温而反寒，夏应热而反凉，秋应凉而反热，冬应寒而反温，此非其时而有其气。是以一岁之中，长幼之病皆相似者，名曰瘟疫病也。

该篇内容解读请看前面六经运气篇。

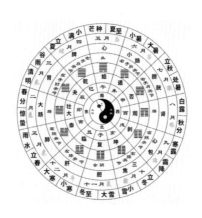

# 七、内伤脾胃者辨有余与不足

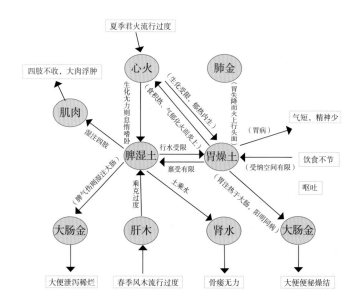

## 病例 1

6点钟方向为胃、十二指肠方向，出现根部粗大，散乱，近眼眶浑浊血丝，提示胃、十二指肠长期受风、寒、积食影响，导致出现慢性胃炎、肠炎、胃息肉、胃溃疡等疾病。并且血丝向5点钟小肠方向延伸发展，提示小肠亦是受胃十二指肠影响同样出现肠炎、息肉的症状。

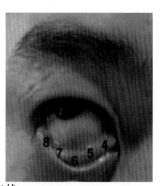

7点钟方向为大肠方向，出现根部粗大散乱，近眼眶

血丝，提示大肠受风寒、积食影响，导致大肠饮食积聚过多，是大肠炎、息肉的标志。结合以上，判断患者可能经常出现腹痛、胃胀胃痛、饮冷水拉肚子等，严重还会出现血糖、糖尿病等。

## 病例 2

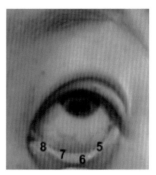

6点钟为胃、十二指肠方向，出现根部粗大，近瞳，分别向5点和7点钟方向蔓延；6点至5点钟方向分叉血丝，提示胃、十二指肠受寒与积食影响，导致胃、十二指肠出现慢性胃炎，胃和十二指肠息肉等疾病。血丝跨域到5点钟大肠方向形成包块，包块浑浊偏黄，提示大肠受湿、食积淤堵在胃，可能出现痔疮、大肠肠结节、肠息肉、肠积食过度情况。结合以上综合判断，患者可能经常出现腹痛、胃胀胃痛、食欲改变，严重会长期便秘。

## 病例 3

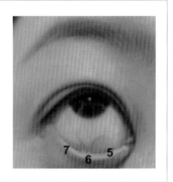

6点钟方向出现血管底部粗大，靠近眼眶性属实寒，巩膜颜色黑沉，起码5年以上的胃部阴性物质积聚，胃部寒冷饮食过多的病人基本上每天必喝冻啤酒，属于寒湿毒、食积蕴结、慢性浅表性胃炎、十二指肠炎伴有小量

溃疡灶，会经常见嗳气、腹痛，严重的会影响血糖。

5点钟方向：显示血管弯曲往4点钟方向发展，还是寒证过重，显示大肠饮食积聚过多，大肠炎、息肉的标志，大便稀烂不成型。

7点钟方向：巩膜颜色深，提示小肠区肠寒湿重，也可能存在炎症或者息肉等情况。

## 病例4

6点钟方向：是胃、十二指肠的方向，出现根部粗大，近瞳血丝，提示胃、十二指肠受积食和热的影响，导致有慢性胃炎或胃、十二指肠生息肉、溃疡等。整片眼底区域偏黄浊提示患者中下焦湿热、湿毒过剩。结合以上，患者可能经常吃煎、炒、热毒的食物，出现食欲改变，严重可能出现腹痛、胃胀、生殖器瘙痒等症状。

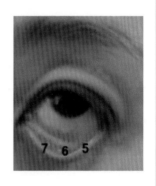

7点钟方向：见粗大血管近框，未有向上延伸，提示大肠受寒湿影响，大便容易食后即拉，形状稀烂与胃、小肠形成上热下寒之象。

下眼睑血色偏白，贫血貌，心脾血虚明显，症见头晕，心悸，失眠，惊慌，健忘等。

## 八、外感热病者知夏热与春温

经验分享：感冒不论风寒、风热，总用伤风散（荆芥+防风+淡豆豉+辛夷包煎）

**咽痛：**加射干、桔梗、甘草、玄参、马勃、石膏40~60克

**咽痒：**蝉蜕、僵蚕

**咽干：**玄参、马勃、生地、百合、麦冬、玉竹、石斛

**热痰多：**瓜蒌、贝母、黄芩、胆南星、竹茹、天竺黄

**寒痰多：**陈皮、半夏、白前、百部

**头痛：**川芎主药、各加引经药

**项痛：**葛根、桂枝、羌活

**咳嗽：**苦杏仁（成人）、甜杏仁（小孩）、紫菀、款冬花、白前、前胡、百部、射干

**有喘：**麻黄、杏仁、地龙

**发热：**青蒿15~30克（小孩）、20克~40克（成人）后下

**鼻塞：**辛夷花大量（20至30克包煎）、苍耳子

**流涕：**白芷、细辛都是小量（2至5克）

## 九、卒中风因有四端，治分三中

中风的缘由有四种，分别是偏枯、风痱、风懿、风痹。

我们描绘出能量图，发现当辛苦即消耗的能量上去时，渗水的能量会下降，这时就到了水火既济的平衡状态。我们一生所有的喜怒哀乐悲恐惊全部都跟肝有关。因为一旦产生情绪，就需要

及时疏导。在五运六气的循环中，心火与肾水之间仅隔一个肝，肝起到了调和水火的作用。水生木，木生火，当水的能量下降，心火的能量上升，那么只能说明这个水生木的过程太过了，导致木生长太过，进而使心火燃烧过猛。但是也有可能木被湿所困，无法烧起来。这就是心火暴胜，肾水虚衰，很多人都有，尤其是中风患者，多数都是肾虚的。

通常，你想知道那个人有没有中风或有没有中风的先兆？或者以前有没有中过风，可以通过摸他的脉象来得知。男人的肝脉一般都是弦脉，可以是弦紧有力，也可以沉细弦，但是总体来说有一个字是弦。根据我的经验，肝脉越是弦紧有力的，就越证明他最近会中风，或者未来这几天会中风。如果脉是沉细弦的，那么他已经中风过比较长时间了。即使他当场告诉你，他没有中风，你也不要相信他，他一去照CT或MR肯定会发现梗塞，或者是多发性的梗塞，他可能只是稍稍的晕了一下，或者是稍稍的无力。他只是小中风的症状，所以通过脉象就可以判断一个人是否有中风的风险。

另外，还有一个很明显的症状是肾脉很大，正常来说，我们摸不到肾脉。

然后丹溪曰："东南气温，而地多湿，有风病者，非风也，皆湿生痰，痰生热，热生风也。"这跟气候有关系。我们身处东南地区，整个国家特别是沿海广东、福建、海南等都是热带，所以我们这边的人湿气比较重，但是这个湿并不完全是丹溪说的湿。我们这边沿海地区很多人是因为寒湿而长皮肤病，如癣、荨麻疹、毒疮等，这边更多的是暗疮。

所以疾病和病人所在的地区有很大关系。

中风之症，有中腑、中脏、中血脉之分。中腑者多着四肢，面如土色，脉浮而恶风寒，四肢拘急不仁，或中身之前，或中身之后，或中身之侧，皆曰中腑，其治多易。中腑其实就是小中风，中脏者多滞九窍，或唇缓、失音、耳聋、鼻塞、目瞀、大小便秘结，皆曰中脏，其治多难。中血脉就是大中风。中血脉者口眼歪斜。正中血脉已经直接中到心脏了。三者治法各不同。若中血脉，而外有六经之形症，则从小续命汤以发其表，调以通圣散辛凉之剂，若中腑而内有便溺之阻隔，则从三化汤以攻其里。然汗下又不可太过，汗多则亡阳，下多则亡阴，亡阳则损其卫。亡阴则损其营，此又不可不慎也。

这里提到的汤，曾用于面肌痉挛，面肌痉挛表现为肌肉不断抽搐，面肌痉挛的病人西医认为是病毒细菌感染，用了西药反而越跳越快。但是实际这是寒邪直中经络，必须用祛风散寒、温经通络的方法来治。

外无六经之形症，内无便溺之阻隔，但手足不遂、语言謇涩，此邪中于经络也，宜大秦艽汤、羌活愈风汤，补血以养筋。……中风痰厥，昏迷卒倒不省人事者，先用皂荚末捻纸条烧烟冲入鼻中，有嚏可治，无嚏难治。随用吐痰方，皂荚也是个很不错的去痰药物，皂荚也用于儿童去疳积，但它有微毒宜注意。

## 病例 1

11点钟方向见血管粗大，往10点钟头部区域蔓延，颜色灰浅，尾部带瘀血点，提示肩部、颈部受寒，引发肌肉供血不足，脑部缺血，对应部位有瘀点，病程时间长，经常肩部疼痛、麻木、头晕、头痛、上肢乏力等症状。

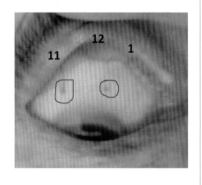

12点血管横跨近眼眶部位，蔓延到1点钟方向，颈椎受寒化湿，影响经络通行，出现颈椎活动受限，疼痛，麻木，局部皮肤冰凉，肩胛部疼痛等症状。

## 病例 2

患者9点钟心包区域，出现根部粗大浑浊散乱血丝，提示患者心脏长期受风，因瘀血导致心肌缺血，严重可能出现心肌梗塞。并且血丝向肺区延伸，肺区出现明显黄斑，提示长期心肺循环不佳，痰湿影响，导致肺存在顽痰，严重甚至出现

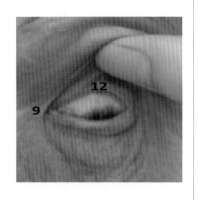

肺结节、肺囊肿等情况。12点颈肩头部区域出现根部粗大近瞳血丝，并且整片头脑区暗淡无光，提示患者颈肩经常不适，头脑血管压力过大，血液循环不佳，可能经常头晕头痛，严重甚至出现脑梗塞等情况。患者瞳孔明显出现虹

膜脱落现象，提示患者肝内湿毒过剩，可能出现脂肪肝、肝囊肿、肝结节，严重甚至出现肝硬化等。

## 病例 3

患者3点钟心包区域出现根部粗大散乱浑浊近瞳血丝，提示患者的心长期受风，瘀血和湿毒导致患者心肌缺血、心阳不振，可能经常出现心悸、胸闷情况。血丝向肺区延伸形成黄色斑块，提示患者肺区存在顽痰，湿热过剩的情况。

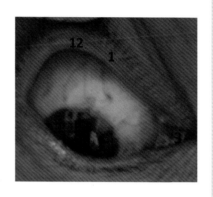

12点钟脊柱方向出现根部粗大散乱近瞳血丝，提示患者脊柱长期劳损，导致脊柱经常不适。

1点钟肩膀区域出现根部粗大散乱末端有明显瘀血点，提示患者肩膀经常受风，导致肩膀经常不适，严重时手指有麻痹症状。

## 病例 4

患者12点钟脊椎区方向出现大块黑色雾斑，说明患者颈部血液流通非常差，瘀血堵塞，可能出现颈部冰凉、血液不能上荣头部、头晕头痛等症状。

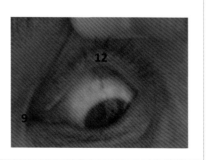

> 9点钟心包区域出现黑色雾斑，说明患者心脏有瘀血，可能出现心脏广泛前壁梗塞、心悸心痛等症状，血丝向肺区延伸形成淡红色斑块，说明患者肺有积痰，可能出现胸闷，咳痰不爽等症状。眼白比较浑浊，说明患者湿重。

## 小续命汤

小续命汤中的桂枝、麻黄入心肺，人参入心肺肝，防风入肺脾，附子入心肾，黄芩入肺胆肝，杏仁入肺大肠，甘草入五脏，白芍入肝脾，防己入肾膀胱大肠脾，用热的药能够驱寒。需要用小续命汤的患者脉象是迟，首先伤了气，再伤了血，再形成痰，最后牙关紧闭、舌停运。为什么会牙关紧闭，消化系统联通到我们的胃、小肠、大肠。但是下面的大小便不通，上面也不通，所以整个消化系统关闭了。

既然四个系统全部紊乱了，要用桂枝调气和水，防风也能调气和水，以温为主。人参调气和血，黄芩可以调气和水、清热。甘草是调气、杏仁是降气，一升一降，把气机调回来，就相当于把五脏六腑的气就运转起来了。白芍能调血的，且主要把这些血带往脾胃经。

小续命汤是调气血、水湿和寒为主，续命汤是调热为主。石膏是凉的，能去肺热。

大家根据临床实际来开方，有热就用石膏，没热就不用石膏。这个方子用当归代替了白芍、附子。

## 防风通圣散

防风通圣散可谓是面面俱到，心肝脾肺肾皆有所顾及。与白术相比，古人认为苍术非常燥烈，猛烈容易伤阴。经过实践，我们发现苍术促排便效果更好，而且还更加安全。苍术虽然是燥湿药，但是它也有润的成分。相比之下，大黄、芒硝等药的力度不好控制，有些人会出现过度腹泻的情况。

## 羌活愈风汤

此方基本上囊括了所有祛风药。熟地能补血，炙甘草、黄芪能补气，枳壳、地骨皮能清气热清血热，人参、知母、枸杞子、杜仲炭、姜半夏各二两，官桂一两，官桂引导部分药物到肾脏，茯苓、黄芩各三两，生地、苍术、石膏、芍药各四两。以上诸药，共为粗末，每次一两，水煎服。

# 十、破伤风原有三种治别三经

对于破伤风，以前西医的治法是打破伤风针，但是有人没有打破伤风针导致破伤风病症发作。此病可因跌打损伤，风乘隙而客之；或疮疡久不合口，风邪乘间而袭之；或用热汤淋洗、或用艾火灸治不当，其热邪与风邪无异。这个病关键点在于风邪侵袭，症状表现为寒热交作，甚则口噤目斜，身体强直，死在旦夕。单看这个症状是一派的风症，脉浮无力太阳也，浮是代表气虚，无力是代表气很虚，汗之而愈。

摸到气虚脉当太阳中风症去治，用药麻黄、附子、羌活、独活、川芎、细辛；中了风热，用蝉蜕、薄荷、银花。

脉长有力阳明也，下之而愈。

何谓长脉？在这里长脉就是一个病态的脉。两侧的脉通通有力。左尺浮芤主小便血，右尺浮洪主大便结，肾脉问题与二便相关。脉长有力，在于肝肾脉，肺脉本应浮短涩，应短反长为病态脉；脾脉本应为缓大无力；故问题出在肺脾及双肾，主要是足太阴脾和手太阴肺。因为太阴阳明互为表里，所以除了调脾胃、肺大肠、还要调双肾。

若脉浮而弦小，则为少阳，浮表示虚，弦数而有力，脉体较小，结合浮脉，是气虚脉体小，数证明有热，有力代表正气未虚，可能为30%气虚，我们就需要加入30%补气药。在把脉的时候已经判断了病位在少阳与阳明之间，这个脉象半表半里，故和解之而愈。小柴胡汤和解少阳，治疗对应弦的元素。小柴胡本身就是去热清热，用之则愈。

## 羌活防风汤

细辛在麻黄附子细辛汤中用于祛风解表，解太阳少阴合病。羌活防风汤用于治气血水湿，脉长而有力，需下水气，方中川芎调气血，羌活调气血，防风、藁本祛风，当归活血调血，细辛调气血，地榆敛血祛湿、凉血，归大肠经，有助于运化食物。与葛根不一样，葛根具有升阳、祛湿热之功。白芍敛气调血水。

## 玉真散

玉真散以防风、南星等分为末。先以药敷于患处，然后用温酒调服二钱。此方治疯狗咬伤。疯狗咬伤也就是现代的狂犬病，患者会怕风怕水。曾经在医院收治了一位病人，他戴着墨镜就诊，畏光，听到水声也会很害怕，于是我们就安排了单独的病房。他就在里面上蹿下跳，必须将他隔离起来，因为他的唾液也存在着传染的可能，这样能够防止病毒传染。玉真散中防风祛风调水、祛风痰。现在有生胆南星和制胆南星，生南星的毒性比较大，要慎用。

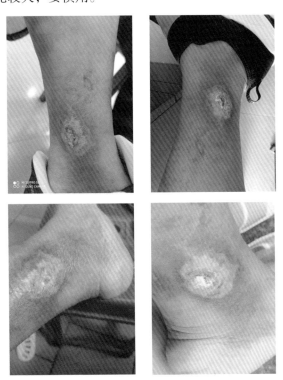

上图是河南籍患者2019年不慎被菜刀刮伤足部，送外院治疗，西医抗生素、消炎治疗无效，于2021年6月至我们诊所就诊，见症状为跛行需人扶持，左脚站立无力，疼痛难忍，深夜尤甚，四肢冰冷，失眠多时，心悸怔忡。最后一张图为1个月中药治疗后，诸症皆除，伤口基本恢复。

## 十一、中暑有动静之异

夏至日后，病热为暑。张洁古曰："动而得之为中暍，静而得之为中暑。"东垣曰："日中劳役而得者谓之中暍，避暑于深堂而得者，谓之中暑。"中暍之病，其因劳役于外，日光曝其皮肤，热气入于鼻窍，肺经受伤，其症身热头疼、洒然毛耸微寒、口开齿燥、烦渴，治宜人参石膏知母汤。而中暑之病，则因安处家庭，行走闾巷，蓦然郁热熏蒸，口吸暑气，心包络受伤，其症烦渴自汗、面垢脉虚，或腹疼吐泻，或呕哕燥闷，重则昏不知人，治宜香薷饮。

### 病例1

6点钟方向，胃肠区显见下眼底偏白，提示有贫血或有出血情况，血丝近眶，提示肠胃虚寒，平时饮食好吃生冷食物，未能按时进餐。

9点钟方向，心血管

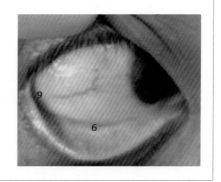

区粗大血丝浮表，提示病证在表，其眼诊为夏天所拍，也可见外邪暑湿入表，周边稍带浑浊，可见暑湿侵犯心肺，肺经受损，其症身热头痛，烦渴咽燥，可见为暑热。

## 病例2

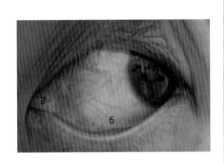

3点钟心包区方向，见散乱浮表血丝，泪阜充血，提示心包积热，心肺入风，其眼诊为夏天所拍，可能因吸了暑气，导致心包络受损，其症为烦热自汗。

6点钟肠胃区方向，见散乱血丝，提示胃肠有风，见周围浑浊，提示胃肠有湿毒，外邪暑湿入侵可引起腹痛腹泻、胃肠道不适等症状。

## 病例3

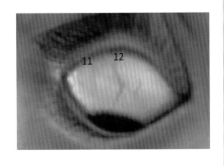

11点钟肩部方向，见暗淡血丝，提示肩部瘀堵之余，长期供血不足，可引起手痹手麻等。

12点钟脊柱方向，见粗大暗瘀血丝，提示脊柱有瘀堵，时间较长，平时容易出现头晕、头痛，供血不足、腰酸背痛，严重者出现肢体麻木，因眼诊为夏天所拍，亦可见暑湿下注侵犯脊柱，加重脊柱不适程度，甚至偶感蒸劳之热。

## 十二、受湿有内外之分

丹溪已经详尽阐述了湿邪的前因，以后跟病人解释时可以借鉴。又一说云："饮食人胃，无非湿也。脾土旺，则能运化水谷，上归于肺，下输膀胱，无湿气之可留也。"脾弱不能运化水谷时，便形成了湿。这个湿，就是饮食停留所致。饮和食是两种不一样的东西，他们共同停留在脾那里才形成了湿。

古人惟以利水为主，亦不可执一，必当因其症而药也。所以我们如果光是套古方的话，譬如说去湿热的八正散，六一散，可能并不准确，因为每个人的症状都有所不同，他可能还有间杂其他病症。比如，湿邪影响了脾胃，脾胃又影响心火。因为脾胃为土，火又生土，土又影响了上面的金。所以火与金都影响到了，一个心主血，一个肺主气，气和血都已经受到了干扰。

湿气在皮肤者，宜解表之药，如麻黄、桂枝、防己、苍术、白术之类。

天、地和东、西、南、北四方，叫做六合。六合阴晦指的是四方天地之间天气阴的很厉害。这些解表药都是热性药，都是利水的。湿为阴邪，必须要靠热的药物把它排掉。水湿积于肠胃，肚腹肿胀者，宜攻下之药，如大黄、甘遂、大戟、芫花、牵牛、槟榔之类，这些都是利水、攻下、去积食的药。既然用到攻下药，我们可以先用苍术或白术试试。如果苍术、白术都不行，我们再加大黄、甘遂，如果大黄、甘遂这些也不行，就用大戟、芫花、十枣汤等更猛的药。如果牵牛、槟榔也不行，就加点商陆，牵牛子等。

寒湿在于肌肤筋骨之间，拘牵作痛，或麻痹不仁者，宜温经之药，如干姜、附子、丁香、肉桂之类，譬如太阳在于天，则阴湿自干也。那个干姜、附子、丁香、肉桂，如太阳在于中天，我们如果遇到寒湿比较重的人，我们就要用这些药了。

而湿气在脏腑肌肤之间，微而不甚者，宜健脾燥湿之药，如苍术、白术、厚朴、半夏、木香、桑皮之类。湿寒在脏腑与肌肤之间，可视为半表半里。

症状微而不甚，应该用什么药？是不是也是苍术、白术、厚朴、半夏、木香、桑皮？譬如些须之湿，即很少的一点湿气。以灰土吸附，则湿自干也。

若湿热在于小腹膀胱之间，或肿，或泻，或小便不通，宜用渗泄之药，如猪苓、泽泻、茯苓、滑石、茵陈、木通、葶苈、车前子、海金砂之类，这个构成了八正散，譬如水溢沟浍，非疏通其窦，则不达也。

若湿气在于皮肤，宜用胜湿之药，如防风、羌活、独活之类，譬如清风荐爽，湿气自消也。湿气在身体中分布广泛，还分了很多部位，它部位不一样，用的引经药也不一样。湿有很多种形态，如痰、湿、水、饮。

所以不再是见到舌苔厚，就说他脾胃湿热，还有大肠湿热等，只要找到湿的所在和类型，就用对应的祛湿药。

## 病例 1

6点钟方向见粗大近瞳血管，眼睑苍白，代表患者胃或十二指肠有大热；7点钟方向见横跨至9点钟方向，近瞳代表患者小肠有热，且热移至心脏血运循环区域。根据患者脾胃、小肠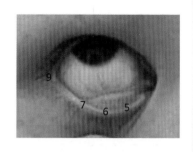移热至心包，即阳明经及少阳经有热，脾胃、小肠生理功能都是跟津液有关，脾胃、小肠一旦虚弱，湿热自生。

## 病例 2

3点钟方向见散乱、弯曲多、近瞳血丝，代表患者心包、肺区有风热湿毒，整体巩膜泛黄，代表患者脾虚湿热。虹膜混浊，代表患者肝肾亏虚。脾弱则无以运化水谷，形成湿毒，并且该患者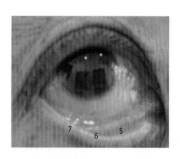心火热盛，母病及子，则脾虚更盛，故生湿热。

## 病例 3

3点钟方向见血管混浊、散乱，肺区见一黄色斑块，近瞳区见黑红色斑块，代表患者心包有风湿热毒，肺有痰淤结节，肝有瘀血。心主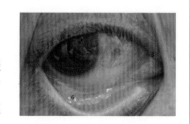

脉，肺主皮毛，肝主筋膜，该患者湿毒在脉，故见头晕头痛，四肢不温，重浊无力。湿毒在肺，故身痒，肺有多发性结节，湿毒在肝，故见胸胁胀痛、皮肤潮热、汗出、乏力、皮肤瘙痒。

## 病例 4

6点钟方向见血管粗大近瞳，分叉弯曲分叉至5点钟方向、7点钟方向，末端见微小斑点，代表患者胃、大肠、小肠痰瘀湿热互结。湿热在脾胃：患者主要表现为脘腹痞闷或者胀痛、胃内灼热；

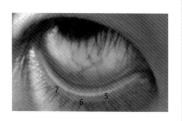

湿毒瘀滞于大肠，会出现大便血水样、便血，颜色紫暗不鲜，甚至紫暗、污浊。湿热在小肠则见心烦口渴不愿喝水，小便黄暗，尿道灼痛，严重甚至会尿血。

## 病例 5

5、6、7点钟方向见近瞳，粗大混浊血丝，代表患者胃、大肠、小肠湿热。9点钟方向见混浊散乱近瞳，代表患者心包有湿热痰风毒。眼睑苍白，代表患者血虚。湿在心表现：失眠、焦虑烦躁，嗜睡，心慌心悸，头重脚轻，多痰、健忘。

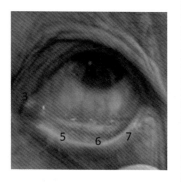

# 第四篇 火、痰、气、郁、疟

## 一、火有七说

丹溪曰："五行各有一性，惟火有二，曰君火、曰相火。"指五行有两个火，一个是君火，居于心，君主之官，火之主也；还有一个是相火，相火就是命门之火。君火者，心火也；相火者，命门火也，此火也来自先天，出于天造。这是说属相火的命门之火，是自然生成的。对人类而言，命门之火是根本之火，不可或缺，它关乎繁衍。唯有命门火旺、火足的人才能繁衍下一代。命门之火跟人的生殖密切相关，命门之火不足，则人未老而先衰，精力不支，阳痿遗精。

命门之火能温暖身体，提供生命的火源，推动生命的进程。如果平时生活不节制，过度使用，房事不节，就会导致命门之火会衰微。脉象表现为右手沉细无力。此外，又有五志之火：大怒气逆则火起于肝；悲哀恸中，则火起于肺；醉饱过伤，则火起于脾；房劳过度，则火起于肾；思虑过度，则火起于心。此火出于人为。七情六欲都可以导致五脏六腑生邪火。大怒之后，火起于肝，肝火过度，肝火旺，血压飙升。悲伤过度，则火起于肺，容易哭泣；醉饱过伤，则火起于脾，脾胃难运，湿火内生；房劳过度，肾精损耗，火起于肾，致人乏力。思虑过度，则火起于心，心火炽盛，容易失眠，多虑，心烦，气燥，甚者会有胸闷。如果你平时能注意到这种危害，控制情绪，可以避免火邪伤身。欲望需控，方能免祸。

### 病例 1

3点钟方向，血丝粗大近瞳，色暗紫，粗细不一而多，散乱，泪阜血色不足，提示心包有瘀有热有风，心血不足，心火虚亢；可能存在失眠多梦，心悸心慌，胸闷胸痛等问题。

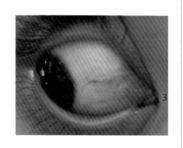

### 病例 2

6点钟方向，眼睑红白相间，眼白血丝粗大色红分叉近瞳属热，根部兼有散乱细小血丝，提示胃肠区域气阴不足而有虚热，可能存在反酸、打嗝、胃胀、消化不良、胃痛等问题。

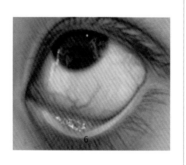

### 病例 3

9点钟方向心包区域，泪阜胀红，血丝根部红且数量多，粗细不一，近瞳属热，8点钟大肠区域，根部红紫一

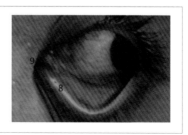

片，提示有瘀有热；可能存在失眠多梦、烦躁难安、头昏不清；长期食性寒、性热之物，导致下焦寒热错杂，瘀血留存，存在长期的炎症、溃疡、腹痛等问题。

### 病例 4

　　3点钟方向心脏血液循环区域，血丝细小近瞳属热色淡红，杂乱而多，提示心血不足、心阴不足、虚火浮盛。可能存在难以入睡、长期熬夜、心悸胸闷等问题。

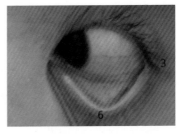

　　6点钟胃肠区域，眼睑色淡，提示气血化生不足，母病及子，耗伤气血，可能存在疲倦易乏等问题。

### 病例 5

　　3点钟方向血液循环区域，血丝细小、杂乱交错、方向不一、颜色暗红且浮浅不一，提示心火虚浮、心血不足、血虚生风，可能存在心悸心慌、失眠多梦、神昏不清等问题。

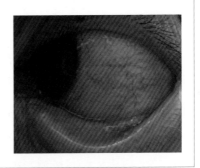

## 二、痰有十因

　　治痰要药：二陈+南星。

风痰—痰**带唾沫**————————前胡、旋复花

寒痰—痰**清冷**————————生姜、桂枝、细辛

热痰—痰**胶黄**————————黄芩、连翘、栀子、石膏

湿痰—痰**碧绿**————————苍术、茯苓

暑痰—痰**腥臭**————————香薷、扁豆

燥痰—痰如**丝线、有核**————瓜蒌实、花粉、贝母

酒痰—痰**呕恶、清晨咳嗽**———猪苓、葛花

食痰—痰似**桃胶、蚬肉**————香附、枳实、神曲、麦芽

脾虚痰—痰**不时而来，倦怠少食**—白术、陈皮

肾虚痰—痰**突然潮涌，五更发作**—天冬、麦冬、五味子

二陈汤，说的就是痰有十因形成。

今之治痰者，但知南星、半夏为治痰之药，但不知道痰是如何形成的，实际就是前面的十个原因所致。若不知治痰之本，病难除也。

根据临床经验我还会加补肾的药。

湿有内外之分，小湿用灰渗干，下雨湿气重，则需升阳以祛湿。水灾则需决堤泄洪，湿跟痰就是一个状态变化而已。本质就是水系统。痰有十因，就是把水变成十种不同形态，本质不变。脉浮弦者，气虚，弦是数而有力，乃气虚夹热，部分水分停留痰。治疗可用前胡、旋覆花、胆南星等。风痰者，临床上常用胆南星，可以治弦脉，有热就有火。因寒而生痰者，痰唾清冷，脉沉迟，治以姜、桂、细辛之类以驱寒，还要加当归以补血，因寒而生痰者，最常用当归四逆汤。

因热而生痰者，痰唾胶黄，其脉洪数，治以芩、连、栀、膏之类。脉数而有力，为气虚发热，黄芩、黄连、栀子可清热燥湿。长时间热邪停留会形成痰瘀互结，所以需要加化瘀药。

因湿生痰者，痰唾碧绿，脉浮缓，为气虚且寒之象，但是这个寒跟沉迟脉象的寒相比会更轻。治疗需补气驱寒兼用温燥的药，例如苍术、茯苓以利水燥湿。

脉虚者浮而无力；脉微者，气弱至极，可能会出现晕厥的情况，即阴阳离绝。中暑者，大汗淋漓，阳气暴脱，血随之而流失亦属此类。临床上，痰唾腥臭带血者，要用吸管把痰吸出来，因为痰把气道堵住了，无力咳出。脉滑代表时而有力，以数为主，可以用花粉来滋阴清热，用瓜蒌实、贝母来祛痰清热，全瓜蒌（瓜蒌籽和瓜蒌皮）效果会更好。桃胶可治痰中凝块，通常是积食而致，用平胃散和二陈汤去积食。香附祛郁，枳实开胸膈上之气，枳壳祛外感。但青皮和枳壳不宜常用，因为它会破气，损伤人体的正气，故需要另煎，并叮嘱患者出现胃有不适感时，则无须放这两味药。神曲和麦芽能健脾消食，脾虚者本虚标实，需调理气血。

---

**病例 1**

患者9点钟心血循环区域出现散乱浑浊血丝，提示患者全身血液循环不佳，肺部区域出现明显黑点，提示患者肺有顽痰结节。患者整体眼白呈暗青色，提示患者自身湿毒过剩。

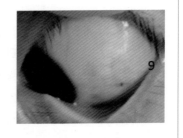

## 病例 2

6点钟胃十二指肠区域出现散乱根部粗大血丝，提示患者胃十二指肠积食严重或存在慢性胃炎、肠炎，严重者会出现胃息肉、胃溃疡问题。7点钟大肠区域近瞳末端出现有黑点血丝，提示大肠炎及大肠出血史。

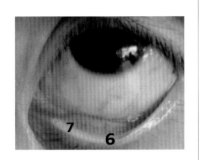

## 病例 3

患者整个眼白十分浑浊偏黄，3点钟心包到肺部区域更甚，提示患者心脏和肺脏长时间受到湿热淤毒影响，导致心脏自身瘀血堵塞，心肌缺血严重，

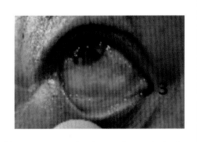

肺部积痰过多，甚至出现肺结节，甚至存在心脏和肺脏痰瘀互结严重问题。

## 病例 4

患者9点钟心包区域、3点钟心血循环区域出现浑浊偏黄，并向肺区延伸斑块血丝。提示患者自身湿热毒盛心脏和全身血管血液循环能力极差，瘀血过

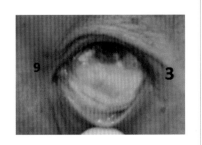

多，肺存在顽痰，可能经常出现心悸、心疼、咳痰喘甚至气虚气紧等症状。

## 三、气有九论

气有九论

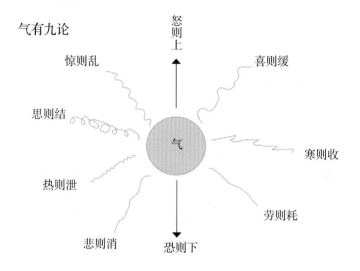

气乃一身之主。气是维持人体活动的基本物质，气有推动、固涩、气化的作用，调控着人体的新陈代谢，对人体非常重要。若内无七情所伤，外无寒暑所犯，则气周流百骸、疏畅无阻。如有七情所干、寒暑所犯，则疾病生焉。七情所伤或者寒暑所伤就会生病，如怒伤肝、喜伤心、忧伤肺、思伤脾、恐伤肾。

所以平常要调节自己的情志。《内经》云："怒则气上"，一个人若极度生气，脸色通红，气上冲，比如肝气上亢。喜则气缓是指太过于欢喜，容易导致精神涣散。如范进中举，喜伤心。

忧则气消，如看电视时女主哭至昏厥此为忧伤肺。恐则气下，恐伤肾，如人极度害怕时会尿失禁；惊则气乱；劳则气耗；思则气结伤脾，脾主运化，脾气郁结会出现涨满，大便失常，脾气郁结导致脾功能失常。寒则气收，寒气伤人肌肤则毛孔紧闭，阳气收敛，人体冷气内收，热则气泄，热邪致病，像中暑的人大汗过后他就会气脱晕厥，这是气泄得太过造成的。九气不同，为病亦异。张子和论之详矣，予不复论。

气虚、气实之分：实者邪气实也；虚者正气虚也。气虚为病，或精神短少，或倦怠嗜卧，或少进饮食，或眩晕，或痿躄，或自汗，或泄泻，或遗脱，都是气虚导致的生理状态，脉浮也是气虚的表现。审其症候，诊其脉息，则宜用人参、黄芪、白术等补气药物。若心痛、胁痛、小腹气痛，此则邪气阻遏，正气不行，故作痛耳。邪气或寒或热，或痰，或食，或血也。如果寒邪直中脾脏，影响脾运化，气法当先去其寒邪，则正气流通，痛不作矣。若有外邪侵占人体，宜祛邪；若人体太虚，则要加补益的药，以增强抵抗力。

气属阳，调气之药必用温散，如沉香、木香、丁香、茴香、藿香、白豆蔻、陈皮、香附、砂仁之类。如病日久，则气从火化，而温热之剂，又不可单投，必以黄芩、黄连、栀子之类为主，补气太过要加清热药，少加热药为之向导。气者血之先，血者气之配，气既病焉，则血不得以独利，故亦从病焉。是以治气药中必加理血之品，如当归、芍药、川芎、红花、桃仁之类。气为血之帅，血为气之母，补气的同时也需补血。

## 四、郁有六名

郁有六名：气郁、血郁、食郁、痰郁、湿郁、火郁。气郁用香附（气药里归经最多，走全身），血郁用川芎（血中之气药），食郁用神曲，痰郁用半夏，湿郁用苍术，火郁用栀子（解火郁）、连翘（泻六经之火）。

气郁表现为胸胁痛，脉沉涩，沉为血虚，涩为迟而无力，迟有寒，血虚加无力为血虚之象，气郁日久会气虚，一旦脉沉涩，八珍汤加肉桂、桂枝、附子等药。

血郁表现为四肢无力，能食，大小便出血，脉沉，血虚，宜用四物汤，白芍酒炒。

湿郁表现为周身走痛，遇阴寒则发，脉沉细缓。沉为血虚，细为更虚，缓为迟而无力，治宜大力补血、去寒。

火郁表现为心中闷乱，尿赤，脉沉而数，血虚而有热，宜用导赤散。

食郁表现为人迎脉平，气口脉盛，内伤饮食证，宜用神曲、炒麦芽、炒山楂、独脚金、鸡内金、鸡屎藤。

痰郁表现为动则喘满，寸口脉沉滑。如果右寸正常脉浮短涩，变成沉滑，沉为血虚，滑为迟而有力，血虚不严重，血虚25%，补血药用四分之一，四物汤挑一个药还需去寒，选川芎；右寸脉出现滑脉说明肺有痰，又祛痰又温热的药，宜用半夏。沉主生痛，滑生痰，肺CT会看到结节、囊肿，多数在中下肺。所以看病要搞清楚病因、病机、病位、病势、预后。只要有郁，必定有寒。如果冰凉，就肯定有郁，因为阳气无法透达四肢。

## 病例 1

患者12点钟方向出现鲜红血丝，近瞳，血丝粗大，脊柱可能存在问题；9-10点钟方向出现粗大的血丝，近瞳，弯曲，血丝靠近瞳孔处有一白色偏黄的小颗粒，说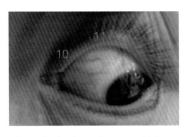明患者心肺区有痰湿瘀堵，患者可能存在血热、心阴虚、不寐、心慌心悸的病症。9-10点钟方向有瘀斑，说明患者可能心肺大脑血管循环存在瘀堵。白睛与瞳孔交界处模糊不清，可能存在肝囊肿、脂肪肝等疾病。患者气血痰食皆有问题，兼有湿热，这些情况都可能是因郁而生。

## 病例 2

患者11、12、1点钟方向出现血丝，近瞳，弯曲，11点钟方向血丝鲜红曲张怒张，血丝末端存在瘀点，说明患者脊柱段与双肩皆有不适，且右手的手腕处可能受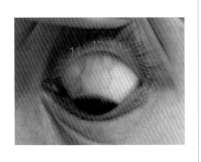过伤。白睛与瞳孔交界处模糊不清，说明患者可能存在肝囊肿、脂肪肝的疾病。

## 病例 3

患者3点钟方向出现一片淡红色区域，近瞳，弯曲，根部粗大浑浊且延伸至肺区。说明患者心阴不足兼有痰湿，脉络近瞳属火，白睛与瞳孔交界处模糊不清，说明患者可能存在肝囊肿、脂肪肝的疾病。患者整体白睛泛青，说明患者肝木过旺，肝郁能量强。患者气血痰皆有问题，兼有湿热，这些情况都可能是因郁而生。

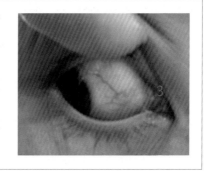

## 病例 4

患者11-12点钟方向出现深红血丝，根部粗大，脉络曲张，根部黯黑，说明患者颈项肩膀存在不适，且患者头脑处可能存在瘀血性瘀堵，2点钟方向出现血丝，贯瞳至12点钟方向，且血丝末端存在点血，也说明患者头脑处存在瘀血性瘀堵。白睛与瞳孔交界处模糊不清，说明患者可能存在肝囊肿、脂肪肝的疾病。

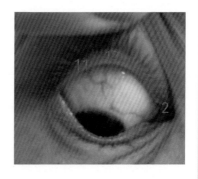

## 五、疟犯暑风更兼痰食

疟疾皆是五运六气中暑气过盛，发于夏天，病于秋天，伤于冬天，休于春天，故心肺受伤，肝气大旺，脉为弦，常用小柴胡汤加减。上方亦可酌加当归、白芍、山楂、马齿苋等。

截疟用常山、草果、槟榔、知母各一钱，热酒一盅，水煎后浸入一宿，五更温服，酒一般性温，入心、小肠、脾经，有发散作用。

《内经》曰："夏伤于暑，秋为痎疟。"这句话很重要，为什么非要夏伤于暑，春天没有吗？秋天没有吗？冬天没有吗？疟气本身在四气都会有发生，但要看疟是什么形态，什么样的时间段发作，发作规律是间歇性的还是连接性的？以前记载这些病的时候没有记载那么清楚，只是记载了最关键的规律，但现在的病人一来，就问个究竟。丹溪曰："有暑疟，风疟，温疟，痰疟，食疟"，这与五运六气基本齐备伤的是我们人体四大系统，气、血、痰、食，邪在气分则发之早，邪在血分则发之晚，所以它通过影响五运六气的正常运行，导致四大生理系统出问题，产生病理性产物。

气血痰食就是我们人体的四大基础系统，实际上这个疟犯暑风更兼痰实，主要与气有很大的关系，

一个是邪气，一个是正气。邪气是外来的，正气就是存内的，正气存内，邪不可干。现在正气不够，伤了气分，从气分伤气影响了血的运行，从血的运行它又引发痎疟。《内经》曰："先寒后热者名为寒疟。"除了暑疟、风疟、温疟，还有寒疟、气疟，邪在血分可以说他有血疟。

气凝其痰血，先有气凝再有痰血，他伤了气导致气滞了，气滞气凝了才导致痰和血停顿，所以叫气凝其痰血。按照这里又有长眠不休邪气伏藏内结，不能移动者曰癥，能移动者曰瘕，说明这个东西是不能移动的。

那么既然在协肋部，肝之积曰肥气，心之积曰伏梁。肥气在左协下状如复杯有头有足，肝主疏泄、藏血，还藏魂，肝的情志是怒。形态清楚了，性质也知道了，那么从肝去治，治有形的癥块。在右为食积，在左为食血，在中为痰积，"块来有形之物，气不能成形"，这句话永远是对的，气是不能成形的，哪怕我们觉得胃胀气，按下去鼓鼓的，但是它不硬，聚是痰淤食积，在左为食血。

我们用祛瘀血的药，如桃仁、苏木。治血桃仁与苏木，治气青皮与枳壳。

除了祛瘀血还要活血，然后我们再加红花、乳香、没药。只要这个人眼睛出现瘀斑，桃仁用18～20多都可以。一般有瘀血的人肯定有便秘，瘀血越多，便秘越厉害。瘀血多的病人，眼睛都有淤点，大肠需要大量的气和血来推动食物的排出，那些痔疮病人，一大便就喷血，说明大肠充血。所以说，对于习惯性便秘的患者，需要调好大肠里的血，生地熟地最佳。生地熟地除了滋阴以外，还大补精，特别是熟地能大补精血。

疟犯暑风有一个关键词，疟脉自弦，弦脉是数而有力的一个脉，那既然是数而有力，性质是以热为主，为什么是以热为主？夏伤于暑，暑气急犯，首先伤的是四大系统中的气血。这个时候虽然气伤了，但没有血伤的严重，因为体内已经形成了大量的瘀血，有形之物难以生长，而气为无形之物，容易生长，最后以伤血为主。伤了阴血，出现数而有力。目前气还是足够的，在治疗上我们除了逐瘀、化瘀、活血以外，还要理气，理五脏六腑中的肝气，肝主疏泄，用小柴胡汤或大柴胡汤或柴平汤，以治肝为主。

我之前看到的两个病人，其中一个起初没症状，回去才开始腹泄，他通过大量西药干预，使他的临床症状得到了一定控制。治疟时可能引发耳聋，不能简单地归结为肾虚，胁痛就认为是肝病，寒热往来或口苦喜呕就判定是少阳病，脉弦多风疟，用小柴胡汤治疗；疟发时热多寒少，是以拉稀为主的；发湿热多寒战，口苦咽干，可能会将其误认为是普通的感冒。

在诊疗过程中，我们同样会通过把脉来开方。例如他用青皮饮（柴胡、黄芩、甘草、厚朴、青皮、茯苓、半夏、白术、草果），以及白虎加桂枝汤（用于治先热后寒的温疟，其中石膏为君，知母滋阴、粳米养胃阴，甘草是入五脏通调脾胃，桂枝温阳通络）等治疟时，当用暑子茯苓或柴胡白虎汤。疟疾到后期，只要我们记住小柴胡汤一个基本方就可以，然后根据他的脉象进行加减。这个病是外感内伤并存的疾病，要内外一起调理。

疟疾发展到痰多胸满、发时混乱谵语的程度时，已经很像癫狂证。脉弦滑者名痰疟，用二陈汤加常山。常山能截疟、杀虫，有小毒。我们需要调肝、调气。对于疟母，可用醋制鳖甲为君，配合竹茹、香附、海石、青皮、桃仁、红花、神曲、麦芽。

当然，疟疾在中国大陆现在应该是比较少，主要发生在非洲等地。因为大家生活习惯已改变，不再那么容易接触引发疟疾的病原体。但新冠是风寒湿混合在一起，不同的地区表现也不同，比如广东是以风湿热为主，湖北山东以热为主湿轻一点，东北则以风寒湿为主。

痢疾，痢因湿热和食积，这一句话反映了痢疾首先要考虑热和食积。痢疾之证包括里急后重，或血或脓或脓血相杂，或痛或不痛。

对于痢疾的治疗，我们需要分析病因。痢疾的病因不外乎就是湿、热、食积三种，伤于气分痢下则白，伤于血分痢下则赤。那见到痢下为白，我们肯定要重点考虑气分的问题，如果痢下为赤，我们就要考虑血分的问题，还有一个气血俱伤，则赤白相杂。

接下来分析痢疾的脉象，下痢之脉，微小者吉，浮洪者凶，滑大者吉，弦急者凶。这个病我们要关注气血的变化。治痢大法，行血则便脓自愈，调气后重自除。治痢的常用方法，比如脓要怎么解决，其实就是通过行血来解决，有拉不完的感觉就需要调气。后重则宜下，腹痛则宜和，身重则除湿，脉弦则去风，脓血黏稠宜重药截之，身冷自汗宜热药温之，风邪外束宜汗之，惊溏为痢宜温之。这话其实就是根据症状，做相应的治疗，比如厚重宜气，腹痛则宜和，身重就除湿，我还要提醒大家一点，夏季的调湿不能只利小便，还要加点藿香调一下暑湿。

大家还要看他的身重具体表现在哪里，是腿重还是周身困重，还是头重，用药都有点不同。我们除了要理解这句话，还要有发散思维，考虑如何处理这个病。脉弦则肝风，去风也是去肝风。去风的药有防风、羌活、蒺藜等。但去风药又有所不同，要根据不同类型的风来选择。对于脓血黏稠的，以重药截之，就是说要加大剂量，才能去除他。身冷自汗的就热药温药，痢疾伴随身冷就用热药温药。

风邪外来的，一定是要用汗法去风邪。这个治则的话，相信大家都懂，就像除了痢疾还有外感，治疗思路就出来了。入溏为痢的要温之，这个还是说大便以溏为主，要温之。

痢疾初期，便脓下血以及厚重者用芍药汤，白痢用温六丸，赤痢用清六丸，赤白相杂以及厚重者用立效散。初期误用了酸涩收敛之药，导致邪气夹血不得出，腹痛欲食的，用桃仁承气汤。痢疾发热，肠胃中有风邪，就用人参败毒散加黄连、陈昌米、生姜、大枣煎服，因为考虑到肠胃中有风，要保存胃气。时行疫痢，进口不食，可以加石莲子肉。

下痢日久、赤白相杂、虚寒脱肛者，用真人养脏汤。因为他已经拉了很久了，然后拉的赤白都没了，反而导致了脱肛，而且这个人比较虚寒的，就用真人养脏汤。

这句话还能推导出来，比如有脱肛者，不是痢疾后脱肛的，也是用真人养脏汤，我们就可以这样灵活的应用。那么下面就是这些汤药的具体组成。芍药汤包含黄芩、黄连、肉桂、大黄、木香、槟榔、当归、白芍等。这些药能清热祛湿、推动血行，大黄则帮助排便。同时，还有治痢大法，"食者闭之，闭者通之，风者散之，暑者清之，湿者燥之，热者凉之，以平为期。"风不得散，暑不得调，如果是这个情况就要禁口，不用怕他饿着。

## 病例 1

患者3点钟心包方向有多条浅细血管向瞳孔蔓延，末端出现瘀点，提示患者心脏气血亏虚时间久，因虚致瘀，具体表现为：心慌、心悸、失眠多梦、头晕健忘、面色

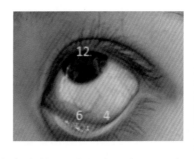

萎黄、唇色淡、脉细弱等临床症状。严重时可出现心脏刺痛。

## 病例 2

患者眼部脉络散乱，脉络散乱风毒真，患者会出现皮肤粗糙、瘙痒等不适症状，患者6点钟胃和十二指肠反映区出现根部弯曲粗大深色血管向4点钟大肠反映区蔓延，并整体

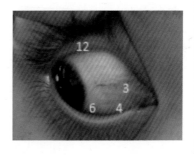

向瞳孔处延伸，依据歌诀"脉络弯曲别轻重，色深色浅辨虚实，更有粗细络可寻"，提示患者有胃病，有积滞，会出现胃部痞满、口臭、大便干燥等症状。

## 病例 3

患者3点钟心包方向有多条粗大血丝向瞳孔蔓延，其中分为两大分支：一支蔓延到2点大脑反映区；一支蔓延到4点大肠反映区；患者9点钟心脏血液循环方向，出现一条鲜

红色向神经反映区蔓延的血管，提示患者出现心脑血管问题，具体表现为：心悸、心慌、失眠、神经衰弱等不适症状；患者白睛肺部反映区出现黑点，黑圈稍比黑点大，证有包块，须惕慎。提示患者肺部有结节。

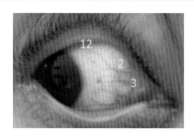

## 病例4

患者6点钟胃和十二指肠方向出现根部粗大深红色血丝，向瞳孔蔓延，依据歌诀"弯曲多少别轻重，色深色浅辨虚实，更有粗细络可寻"，提示患者有慢性胃炎、胃溃疡，脉络近瞳属火，患者过食肥甘厚味导致有胃热，具体表现为：消谷善饥、口苦、口渴、大便秘结、牙齿肿痛、胃出血等不适症状。

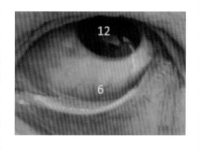

# 第五篇 痢、呕、泄泻、霍乱、痞满、呃逆

## 一、痢因湿热及受积停

### 病例1

患者9点钟心脏血液循环方向有多条浅细血管向瞳孔蔓延，提示患者心气血亏虚，具体表现为：心慌、心悸、失眠多梦、头晕健忘、面色萎黄、唇色淡、脉细弱等临床症状；患者整体脉络浅细，以虚为主。患者巩膜整体浊黄，以湿热为主。

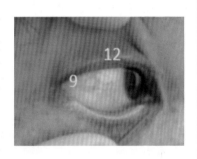

### 病例2

患者6点钟胃和十二指肠方向出现脉络浅淡的血丝，整体属于近眶，近眶部混浊，依据歌诀"脉络弯曲别轻重，色深色浅辨虚实，更有粗细络可寻，脉络近瞳性属火，脉络近眶性属寒"，提示患者脾胃虚，既往有慢性胃炎、胃溃疡病史、时间久、病情重，具体表现为：上腹部不适，不欲

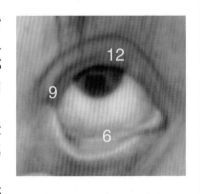

饮食、少气懒言、神疲乏力、嗳气、反酸、恶心、大便溏薄，同时伴随腹痛、腹泻等不适症状。

## 病例 3

　　患者12点钟脊椎反映区方向有一根红中带黑的血管向瞳孔蔓延，末端有黑点，依据歌诀"离断瘀点分隔阻，此为血瘀阻塞证"，根据部位划分，患者双下肢有受过伤，并留下陈旧性瘀血导致疼痛，

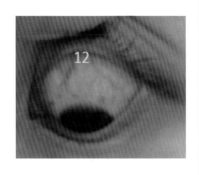

具体表现为：患者双膝受过伤，由于长时间未处理，或处理不当导致气滞血瘀，变天就疼痛；患者整体脉络散乱，说明患者风很重，具体变现为疼痛的游走不定。患者巩膜浅黄，有湿热，具体表现为：面色偏黄，大便不畅，里急后重。

## 病例 4

　　患者5点钟大肠反映区出现根部弯曲粗大的深色血管向瞳孔蔓延，依据歌诀"脉络弯曲别轻重，色深色浅辨虚实，更有粗细络可寻"，提示患者大肠出现病变，具体表现为：患者排便有疼痛，大便次

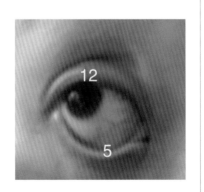

数增多，经常性腹胀腹痛和拉稀，肠镜检查可见肠息肉、慢性结肠炎、溃疡性结肠炎。

## 二、呕吐者胃气逆而不下

呕吐是有形之物，属饮食系统疾病。

有声之谓呕，有物之谓吐。声者，气与火也。物者，痰与食也。或为寒气所干，或为暑气所中，或忿怒气逆，或酒食过伤，或蛔虫作痛，或久病胃虚，或积痰瘀血，凡此皆能呕吐。大抵脉虚而细者吉。

这个吉脉在哪个脉象中是作为正常脉？是我们的右关脉缓而大，是虚脉的一个类似脉，把虚脉拆分出来就是浮而无力。如果有呕吐，脾胃脉出现缓大还是细的就是吉脉，脾胃脉实而大者凶。如果是实脉刚好相反，病人经常呕吐，脾胃脉出现弦紧有力，有力的数脉，气聚在一个地方产生了热，有热脉象才会数。脾胃脉出现有力的脉，除非是刚吃饱撑胀，这样也会伤到。要牢记脾胃这两种脉，对于预后的判断很重要。在这种情况下我们可以告诉患者，其胃已经严重受损了，有可能会溃疡出血。从现代医学角度来看，胃伤而出血就是胃溃疡，治以二陈汤为主。胃寒者，水浆不纳，脉息沉迟，加干姜、肉桂、丁香、益智之类。伤暑者，烦渴面垢，脉虚体热，加黄连、扁豆、香薷、厚朴之类。怒则肝火冲胃，呕而口苦，胸胁不利，脉弦而数，加香附、芍药、黄芩、黄连、乌梅、竹茹之类。伤食者，吐出酸臭，加山楂、草果、神曲、麦芽、枳实、砂仁之类以消食导滞。饮酒过伤而呕吐者，加葛花、猪苓、泽泻、白豆蔻之类以解酒止呕。蛔虫上攻而吐者，加乌梅、川椒、黄柏、干姜、白术之类以驱虫止呕。久病胃虚，闻谷气而呕者，加人参、白术、伏龙肝、藿香之类以健脾益气、和中止呕。积痰在胃而呕吐者，加南星、枳实、竹茹、姜汁之类以化痰止呕。内伤瘀血而吐者，加桃仁泥、生姜汁之类。加桃仁泥很重要，姜要打成生姜汁，兑在一起处理呕吐效果极佳，良附丸专门温阳健脾行气，此方用的是高良姜。后面内伤无论是瘀血瘀痰都是用生姜汁，干姜是在特别寒的时候用。如果是气的问题，痛得特别厉害用高良姜，如果慢性痛就用生姜。气的问题用小柴胡汤加四君子汤，血的问题用四物汤，有饮食的问题用平胃散，有水饮痰邪的问题用二陈汤。我们临床上把到弦紧有力的脉，用小柴胡、平胃散、二陈、四物、四君好像全部可以用，只要明确用方用药，都可以就地取材，不一定要完全按照书本，主要是一个临床思路。病因对了，就可以用。思维要扩散，用药不能局限。

## 病例 1

患者6点钟胃和十二指肠方向出现黑色弯曲血丝，延伸至瞳孔处，说明患者胃病已久，且属于

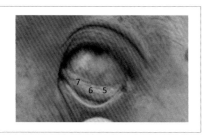

热，耗伤胃阴，可能出现食欲不振、干呕，口燥咽干等症状，近框处有一片雾斑出现，说明患者可能有胃溃疡。5点钟方向小肠位置有鲜红色雾斑，且周围浑浊偏黄，说明小肠湿热，可能出现小便短赤，尿频尿急等症状。7点钟大肠方向有淤点，且浑浊偏黄，说明患者大肠湿热，有痔疮，可能有腹泻、腹痛、排便异常等症状。

## 病例 2

患者6点钟胃和十二指肠方向出现暗红色粗大弯曲血丝，延伸至瞳孔处，说明患者有胃热，耗伤胃阴，可能出现食欲不振、干呕，口燥咽干等症状，近框处有一

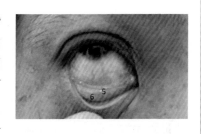

片雾斑出现，说明患者可能有胃溃疡。5点钟方向大肠位置有血丝及雾斑，且周围浑浊偏黄，说明大肠湿热，可能有腹泻、腹痛、排便异常等症状。

## 三、泄泻者脾气伤而不平

基本方用四君子汤。

青便、脉象浮+羌活、防风；白便、脉象沉迟弱+干姜、肉桂、附子；黄便、脉象虚（浮而无力）数+黄连、扁豆、香薷；清水便、脉沉而缓+苍术、白术、厚朴；完谷不化、脉弦+山楂、草果、神曲、麦芽、莱菔子；鱼冻便、小便长、大便硬+茯苓、猪苓、滑石、泽泻；久泻+补中益气汤合参苓白术散；五更泻+肉蔻、补骨脂、吴茱萸、五味子。

## 病例 1

3点钟方向为心包区域，可见泪阜血色浅淡，可知心血不足。6点钟胃肠区域，眼睑惨白，眼白血丝粗大色暗，提示脾胃气虚，气血化生不足，且胃肠有顽疾，存在长期的虚寒性炎症；可能存在腹胀腹泻，纳谷不化，疲倦易乏等问题。

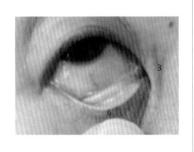

## 病例 2

3点钟心包区域，泪阜惨白，提示心血不足；6点钟胃肠区域，眼睑惨白，眼白血丝细小色淡，提示脾胃气虚，气血化生乏源，可能存在心悸、腹胀、纳呆、泄泻等问题。

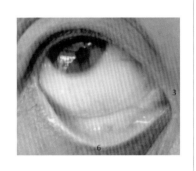

## 病例 3

6点钟胃肠区域，眼睑色淡，眼白血丝根部粗大，近框属寒，色暗紫，提示脾胃气虚阳虚，寒瘀互结；可能存在胃肠长期炎症、腹痛腹泻、胃脘畏寒、消化不良等问题。

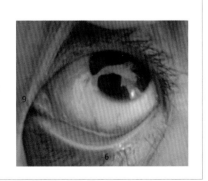

**病例 4**

3点钟心包区域，泪阜淡白，提示心血不足；6点钟胃肠区域，眼睑淡白，眼白血丝细小色淡近眶，根部红染，眼白黄染斑驳，提示脾胃气虚，气血化生乏源，胃肠存在虚寒性炎症，可能存在心悸、腹胀、腹痛、纳呆、泄泻、痰涎多等问题。

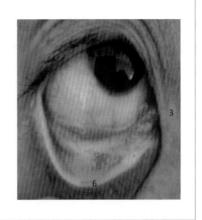

## 四、霍乱脾寒伤食所致

卒然心腹疼痛，上吐下泻，谓之湿霍乱；腹绞痛，欲吐不吐，欲泻不泻者，谓之干霍乱。湿霍乱里面脾胃有实物而干霍乱则相反。此症有寒热二种：属寒者，吐利腥秽，上下所出水液澄澈清冷，脉沉而迟，四肢厥冷，腹痛，不喜饮水，此阴邪胜也。沉为血虚，迟属寒，伤到血系统，吐利、烦热、有汗、口渴欲饮凉水，脉沉而数，四肢温暖，此阳邪胜也。阴虚火旺，伤到血、气、食系统。用藿香正气散加减治之。干霍乱，先用盐汤探吐，吐后亦以藿香正气散调理。如探吐不能出者，死在须臾也。所以湿霍乱直接藿香正气散，如果是干霍乱要先用盐汤探吐，把东西吐出来后，再用藿香正气散调理。

藿香正气散加减：有热者加姜炒黄连；有寒者加干姜；腹痛加官桂，痛甚加吴茱萸去藿香；小便不利加车前子；转筋指抽筋加木瓜；发热口渴加麦冬、淡竹叶；若频欲登圊（厕所）不通利者加枳壳；中暑者加香薷、扁豆；心下痞加枳实、青皮；肉食不化加山楂；米谷不化加神曲、麦芽。

## 五、痞满脾倦积湿而成

脾倦就是脾胃功能运化失常。痞满中的痞是痞涩不通，但是不痛，满就是往外涨，像气滞、气胀的，这些都是气失常。

脾里面有血。脾中东西多，也会有积痰和食积。痞满就是气血痰食出现了异常。简单来说，这个痞满就相当于我们西医慢性胃炎、胃溃疡，还有十二指肠溃疡。

其特点是按之柔软，触之无形，压之不痛。痞满是没有疼痛感的，只是感到胀胀闷闷的。如果有痛那就不叫痞满了。脾胃功能虚弱，运化失常，会形成一个脾气虚，进一步导致脾胃功能失常。

它的脉是怎么样的呢？脉是浮而无力，沉细之类的，治疗时可用四君子汤，再加上二陈汤。气虚还有气滞，主要是跟情志有关。在开药的时候，在梳理情志方面，就要着重这部分用药。因为情志失调，忧思伤脾，会肝郁乘脾嘛，所以就会导致脾胃功能的失调。

要跟肝的功能一起调，调情志很重要的，因气滞、气郁。还有一种就是因为气滞太多了，郁而化热，如果患者发热，再加一些黄连、半夏。

如果是血虚，则在二陈汤的基础上加川芎、当归。脉可能沉细，无力。如果是血瘀，可以用桃红四物汤加减。脾胃是很容易生痰的一个系统，有痰湿和痰热之分。我们可以根据他的脉象和症状来进行治疗，痰湿过重，就用二陈汤加枳实、白术、香附之类的，还要加苍术运化脾胃；如果是痰热，可以在二陈汤的基础上加一些胆南星、瓜蒌、竹茹，即温胆汤。如果痞满是因为吃太多导致的话，可以在平胃散的基础上，加上一些神曲、麦芽、山楂。白术加枳实是一个非常有名的组合，叫枳术散，搭在一起治疗心下坚，白术加上枳实就可以升脾而通降胃肠。如果是痞满，可以加量枳实，一升一降让气机得到正常的运转。如果痞满不是很严重的话，就可以加上用黄连、枳实，但黄连用量不要太大，黄连量少健胃，量太大就过于苦寒，容易伤胃，所以量也要把握住。

## 病例 1

　　患者5点钟方向见近眦粗大混浊血丝，代表患者大肠有寒湿淤；9点钟方向见近眦混浊散乱泛黄血丝，代表心脏血液循环有寒湿风化火。肺与大肠相表里，大肠有寒湿淤，大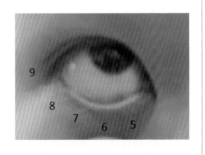肠传导运化失司，积滞气机，导致肺气不宣，故见胸中烦闷不畅，便秘。心有寒湿风毒，则心阳虚衰，心火虚浮，出现心悸、乏力、胸闷、失眠、短气等症状。同时母病及子，心病及脾，脾胃是人体的后天之本，气血生化之源，脾胃和心脏关系密切，脾胃不好会引起心脏不适，则见胸闷心痛等症状。

## 病例2

　　患者6点钟方向见分叉跨区至7点钟方向淡红色血丝，见部分散在瘀点，代表患者脾胃有热，有积食，气虚不足；7点钟方向淡红细小跨区至9点钟，代表患者小肠有热；9点钟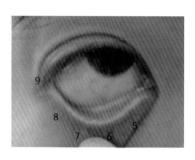方向见散乱近瞳血丝，代表患者心有风热毒。该患者血丝从胃一直跨区传变至心，证明该患者脾胃积热，火热转移至小肠、心。脾胃热盛，则见反酸嗳气，胸闷腹胀，脾病及心，脾气虚弱，运化失职，则血的化源不足；或脾不统血，失血过多，都能影响于心，导致心血不足，血气虚致滞，引起胸中烦闷不安。

## 病例3

　　患者6点钟方向见粗大弯曲跨区至5点钟血丝，代表患者胃有热，热传至小肠，脾胃积热，则易生痰湿，并且热传至小肠影响到津液运化，水谷一直在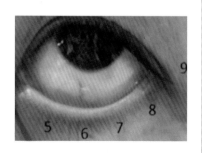脾胃与小肠里，则积湿热成痰，则上中脘区域常见胀痛。7点钟方向见近瞳处一黑黄色斑块，代表患者大肠有火热瘀毒，贴着瞳仁代表已影响到肝区，故肝亦有火瘀毒。患者腑气不通，水谷津液积滞于肠道，扩散至脏，肝以疏泄为主，肝疏泄不畅则肝郁犯脾，脾主运化，运化失司，痰湿自生。

## 六、呃逆者胃气之不顺

呃逆就是打嗝，长期打嗝会导致气虚，会死人的。"胃气之不顺"，表示病出现在胃。那么我们用药的靶点就是胃，需要调气！"呃逆者，俗谓之发也。声短者，出于中焦，水谷之病也。"虽然它的主要原因是气，但是通过这一个声喉的判断，发现它声音短小，是水谷之病。那就可以用平胃散再加代赭石、丁香、柿蒂等，把气调顺。那么"声长者，出于下焦，虚邪相搏也。"声音长的，比较雄厚有力的，出于下焦虚邪，邪为湿邪，虚是气血虚。那么这个时候我们要用四物汤补血，用四君子汤补气，然后我们还要加代赭石、丁香、半夏引气血到下焦。

### 病例1

患者5、6、7点钟方向出现血丝，血丝近瞳，根部浑浊粗大，脉络散乱，患者中下焦整体受湿毒、风毒影响严重，痰湿化火，脉络近瞳症属火，提示患者脾胃较热，患者可

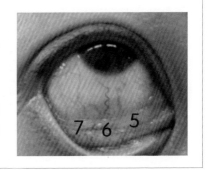

能存在浅表性胃炎、胃十二指肠溃疡、大肠息肉、小肠息肉等病症。5点钟方向血丝末端有一瘀点，说明患者可能存在痔疮的病症。患者6点钟方向底部浑浊，说明患者积食严重，可能存在呃逆的症状。

## 病例 2

患者6点钟方向出现鲜红色血丝，血丝近瞳，根部粗大，弯曲，脉络散乱，弯曲怒张，底部浑浊，说明患者饮食停积，食积化火，可能存在呃逆，浅表性胃炎，胃溃疡等病症。患者中下焦整

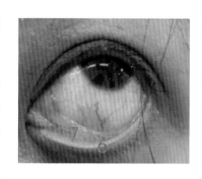

体受风毒湿毒影响严重，可能存在大便不畅、小便黄等问题。

## 病例 3

患者9点钟方向出现鲜红色血丝，贯瞳，根部粗大，浑浊，脉络散乱，白睛整体偏黄，血丝中段有一处膨大。"血丝贯瞳淋巴病，消化系统多有厄"，说明患者可能存在消化系统疾病。患者心血

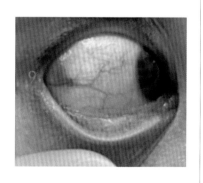

管循环运行不畅，以至心阳过亢，心阴不足，可能出现心

悸、胸闷、四肢不温的症状。因为火生土，所以心阴不足容易导致脾阴虚脾阳亢，容易出现呃逆等症状。

## 病例 4

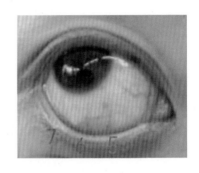

　　患者5、6、7点钟方向出现血丝，血丝近瞳，根部浑浊粗大，脉络近瞳症属火，说明患者脾胃较热，患者可能存在浅表性胃炎、胃十二指肠溃疡、大肠息肉、小肠息肉等病症。患者6点钟方向底部浑浊，说明患者积食严重，可能存在呃逆的症状。5点钟方向血丝末端有一瘀点，说明患者可能存在痔疮等病症。

## 病例 5

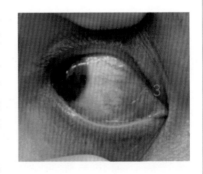

　　患者3点钟方向出现鲜红色血丝，根部粗大，浑浊，脉络散乱，患者心血管循环运行不畅，以至心阳过亢，心阴不足，可能出现心悸、胸闷、四肢不温的症状。因为火生土，所以心阴不足容易导致脾阴虚阳亢，容易出现呃逆等症状。

**病例 6**

患者6、7点钟方向出现血丝，血丝近瞳，根部粗大，整体白睛偏黄，患者中下焦整体受湿毒、风毒影响严重，痰湿化火，脉络近瞳性属火，说明患者脾胃较热，可能存在浅表性胃炎、胃十二指肠溃疡、大肠息肉等病症。患者6点钟方向底部浑浊，说明患者积食严重，可能存在呃逆的症状。

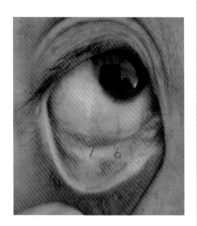

# 第六篇 咳、嗳气、中满、噎膈、喘

## 一、咳嗽者肺气之不清

　　咳谓无痰而有声，这是肺气伤了，肺气伤而不清也。嗽是无声而有痰，主要是脾湿问题，脾湿动而为痰也。咳嗽谓有痰有声，盖因伤于肺气动于脾湿。丹溪认为咳嗽之因有风寒、痰饮、火郁、劳嗽和肺胀等。风寒会侵袭肺脾肾，影响水液输布，导致水积在体内，运化不畅形成痰饮。火郁之痰因为情志问题导致肝郁化火，痰因水分蒸发而变粘。劳嗽则是久咳不愈，导致咳声不断。肺胀与风寒类似，但更多表现为胸廓胀满，气息急促。咳嗽之脉：浮紧为虚寒，沉数为实热，洪滑则多痰，弦涩则少血，浮大者为吉兆，沉小者表示病情危急。

　　治疗上，风寒咳嗽用苏沉九宝饮，痰饮咳嗽用导痰汤，严重者用小胃丹。火郁咳嗽用参苏饮去人参加枯芩。虚劳咳嗽用知母茯苓汤，或用清离滋坎汤。久嗽不止用款冬花、紫菀、五味子、乌梅肉，等分为丸，含化以止咳。肺胀咳嗽用清肺饮。风寒咳嗽常加半夏、桔梗，如果带有一些风用胆南星，痰重也是胆南星。总体上要根据症状用药，看是寒是热，痰多不多，看咳嗽多久，有没有气虚要根据脉象确定用药。

**病例 1**

该图患者右眼9点钟方向有粗大且蜿蜒长条血管丝伸出，代表患者心脏外周血液循环较差，可能存在心肌缺血和主动脉硬化；且白睛近瞳孔部有大片黄染区域，

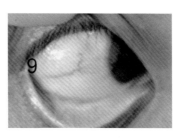

代表患者肺部积痰严重，可能会有肺部疾病的症状，如咳嗽、气短、痰多，另外还要考虑肺部可能会有肺结节；瞳孔部外缘泛青，代表患者肝瘀毒较为厉害，可能出现脂肪肝或者肝囊肿。

**病例 2**

该图患者右眼白睛部出现晦暗，近瞳孔部有大片黄染区域，代表患者肺部积痰严重，可能会有肺部疾病的症状，如咳嗽、痰多。

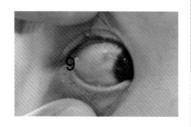

**病例 3**

该图患者右眼3点钟方向血管丝十分杂乱，代表患者心包血液运行差；白睛部区域有大片黄染晦暗，代表肺部积痰严重，患者可能长期吸烟，肺部功能下降。

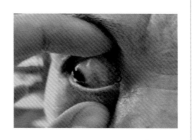

**病例 4**

该图患者左眼9点钟方向有粗大血管丝冲出直达瞳孔，表示患者心包功能异常，会有严重的心肌缺血，甚至会有二尖瓣反流；8点钟方向及白睛部区域有大片黄染，表示患者下焦区域生殖器部位有湿热，肺部有积痰。

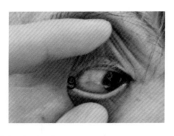

## 二、嗳气皆由于痰火

嗳气都是由于痰火引起的，唉声叹气后才舒服这种状态就叫嗳气。嗳气者，胃中有痰有火，一般用化痰清火的药为主，用南星、半夏，有痰火用清半夏、石膏，量不够就没有效果，起效一般10克、20克、30克，看小孩还是大人，大人25克起下药，香附、炒山栀，或丸或煎皆可。胃寒嗳气的症状主要是喜热饮，吃了冷的东西嗳气会加重，可以用二陈汤加干姜、益智仁、木香去温胃理气。妇人嗳气，连十余声不尽，嗳出则心宽，不嗳则紧闷，用越鞠丸。

**病例 1**

患者7点钟大肠区域出现根部粗大的颜色深红血丝，提示患者大肠受积食过重影响，导致大肠可能生息肉、结节、肠炎等，严重可能生内痔。

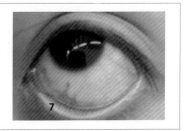

## 病例 2

患者6点钟胃、十二指肠区域出现根部粗大浑浊近瞳属热的血丝，提示胃十二指肠长期受痰、湿、火、积食影响，导致胃、十二指肠可能有慢性胃肠炎、息肉、溃疡等，严重者还会经常反酸、嗳气、呕吐。5点钟大肠区域出现根部粗大，颜色深红血丝，末端有明显瘀黑点血丝，提示患者大肠受血瘀、积食影响，导致大肠产生内痔病变，严重者甚至会出现长时间便秘。

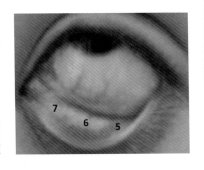

## 病例 3

患者6点钟胃、十二指肠区域出现根部粗大散乱浑浊近瞳属热血丝，提示患者胃、十二指肠长期受风、热、积食影响，导致胃、十二指肠出现慢性胃肠炎、息肉、溃疡，严重者可能经常出现反酸、嗳气、呕吐等症状。7点至8点小肠、膀胱、生殖器区域出现散乱浑浊近瞳血丝，提示患者下焦湿热、湿毒过盛，可能经常出现小便不利、生殖器瘙痒等症状。

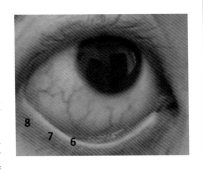

## 三、咽酸尽为乎食停

胃酸倒流是脾虚不运。饮食郁积，马上要想到药对——黄连、枳实治宿食，黄连清热燥湿，枳实行气导滞，加厚朴增强理气宽中力度，若再加大黄就是小承气汤。酸跟肝关系密切，黄连、吴茱萸均入肝，吴茱萸药性较温，刚好中和黄连寒凉之性。用平胃散加焦三仙，通透积食。其中，焦三仙、草果是消食佳品。口吐清水，多为痰湿水饮，要利湿利水，可选用苍术、白术、陈皮、茯苓、滑石等，或精简为二陈汤。

嘈杂症，痰火旺而血少，易致不寐，有痰就用二陈，有火就用黄连；火郁而胸中烦闷，就加栀子、淡豆豉；有心血少而嘈杂者，先用八珍汤把血补回来，再视情况用滋阴降火的药，如麦冬，延伸到天王补心丹、甘麦大枣汤、麦冬甘草汤；痰特别多者，就麦冬换天冬，滋阴而祛痰；食郁而嘈杂者，越鞠丸治之。

### 病例1

患者眼睑稍泛白，说明患者可能存在贫血。患者6点钟方向出现细小血丝，稍弯曲，近瞳，根部粗大，说明患者可能存在浅表性胃炎等疾病。5-7点钟区域浑浊，说明患者中下焦湿毒较重。白睛与

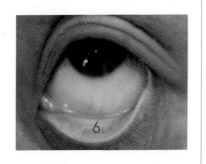

瞳孔交界处模糊不清，患者可能存在脂肪肝、肝囊肿等疾病，说明肝木过旺，木旺克土，以至脾虚，可能会出现脾虚不能运化饮食，郁积已久，湿中生热，湿热相蒸，出现口苦、咽酸的现象。

## 病例2

患者眼睑泛白，说明患者可能存在贫血、血小板血红蛋白偏低等症状。患者6点钟方向出现细小血丝，稍弯曲，近瞳，根部粗大，说明患者可能存在浅表性胃炎等疾病，6点钟区域根部出现一片灰黑色的暗影，且白睛与瞳孔交界处模糊不清，患者可能存在脂肪肝、肝囊肿等疾病，说明肝木过旺，木旺克土，以至脾虚，可能会出现脾虚不能运化饮食，郁积已久，湿中生热，湿热相蒸，出现口苦、咽酸的现象。

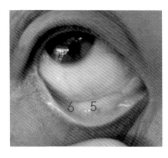

## 四、中满臌胀者脾虚不运

中满臌胀者脾虚不运。

大腹便便者，运动能力差，建议跑步运动以健脾，可不药而愈。脾里有气血痰食，若脐突、肚大青筋（肝硬化、肝腹水），则难治。足背与手掌平、筋骨不利者，亦难治。妇人臌胀，血分居多。经血尚来者，成于气分，经闭者，成于血分。脉弦数有力，证明有热且气血尚存，可以用猛药，用药偏寒而泻，如大黄。洪数为热，可以用石膏、大黄。迟弱虚寒，虚为浮而无力，弱为沉而无力，又沉又细又小又弱，血虚到极点，需补血而化寒，如川芎。浮为虚满，浮大可治；浮至极点，气虚至极，需紧急回阳救逆，补气如四君子汤。虚小危急者，浮到极点而无力，气虚到极点，阳气浮在体外阴阳即将离决。

朝宽暮急者，血虚也。阳实而阴虚，血为阴血，气为阳气。白天气血还调和，晚上阴盛而阳虚，阳气急速下降，出现血虚之证，需补血兼补气。肥人腹胀，用胃苓汤排水气；瘦人腹胀，用薷苓汤，因瘦人多火，用黄连来清肝火，再用香薷来解表化寒，清暑化湿，理气宽中。分消汤用大量行气药，见到中满臌胀者，用气药。气急者加沉香降气。气鼓者，气虚而水气泛滥，肾水旺而心肝脾肺气虚，肾阳虚，胁痛面黑，需加青皮去白术，破气行中下焦之气。

胁满、小腹胀痛、身上血丝缕，血臌（肝门静脉曲张），肝血虚则木不生火，心血虚火不生土，脾血虚，需当归、赤芍入心，红花活血，丹皮逐淤，去白术、茯苓等利水药，但可以用人参补气。人参阴阳具补，独疗五脏之损，补气而滋阴。

嗳气反酸、饱闷腹胀为食臌，用平胃散加焦三仙。恶寒、手足厥冷、泻清水为水臌，厥是膝以下冷，用当归四逆汤。关键用药有当归、通草、肉桂、山萸肉、附子、麻黄、细辛。

胸腹胀满、有块如臌者，是痞散成臌，需消癥散结，山楂、神曲消食，半夏、青皮、归尾、延胡索、鳖甲散结，去白术、茯苓、猪苓、泽泻等利水药。

中满臌胀者，四肢不胀，单腹胀也。腹胀特指腹部不同区域的肿胀，我们将其分上腹、中腹、下腹、大腹。大腹指整个腹部。单是论功能，上腹部以胃为主，中腹主要是小肠为主，下腹以膀胱和大肠为主。脾主整个大腹。此外，脾还主肉与四肢。所以中鼓胀满者多归因于脾虚不运。就是说脾管整个腹部，只要是腹部有异常的反应，最可能出现问题的是脾。

《仁斋直指》谓臌胀其症有四：气臌、血臌、食臌、水臌。这与气、血、水、食四大系统对应。脾与这四者均有关联。

皆因脾虚不能运化水谷，以致停聚而为胀也。这句话表明"臌"的产生源于水谷不运，涉及气血水食中的任意一项或多项停滞，均有可能导致堵塞，形成"臌胀"。治宜顺气、和血、宽中、利水，各有适用之处。切不可用猛烈之药，致伤脾胃；病若复来，不可治矣。难治之症先不提，我们先要保证气顺，《中医基础》里面讲到了何为之顺？是指我们的腑，以通为用，以降为顺。如果腑的功能是堵塞的，那它不叫腑，叫脏，因为只有脏才会藏而不泄！腑是泄而不藏。

我们的六腑要保持通畅和下降，那如果你的小肠不降反升，那将是糟糕的。胃如果是升的，也会引发严重的问题。腑不能升，一升就变成呕吐了。所以顺字用得很贴切。那什么东西摧倒这个顺？是气，那它的功能就出来了，叫做"顺气"。第二个词是"和血"，什么叫做"和"？血大体就是阴血为主。纯阴之血会怎么样，是不是很寒？必须注入有阳气和温热的东西，才能行。所以说这就是告诉大家，要把血推动，血要动起来。血不能成为瘀血，也不能成为寒血。我们要把它综合调理，寒热调和，这个血才能被正确使用。纯阴之血能不能动？动不了。如果是出现血热，它是不是动得很快，可能冲破血管，导致出血。出血是跟哪个脏腑有关系？是脾，脾不统血，没办法把血约束在血管里面。所以我们用"和血"这个词。求和，意味着我不要你损失，我也不打你，我只温暖你的血。还有一句话叫做"温和"没"温"，何来"和"？所以它的用词非常的有意思。

接下来，是"宽中"，把我们的中焦拓宽。中焦是气的通道，也是运化水湿的一个通道，人体的水和水气都在三焦中通行，并同时带到上焦、中焦、下焦。所以我们把这条街道拓宽，所以叫"宽中"。

再来说说"利水"。水是纯阴的，如果纯阴的水堵在某个地方，我们要把它泄掉，不能藏得太多，藏太多就会变成水肿。要利水，把水排出去。而且这个"利"说明要快，水必须要快，你想排尿会慢吗？有病才会导致排尿不畅，所以利尿利水，不仅有利于它，还迅速。

若脐突、肚大青筋，难治；为什么难治，首先我们看这个"脐"。阳气、阴血在我们形成婴儿的时候起着重要作用。有一句话就这么说，宝宝还没到三个月时，只有气血，没有神，三个月之后，小孩子就已经有神了。为什么？因为宝宝的眼睛开始形成。听说五个月大的胎儿，都能救活。说明5个月已经有神了。

不仅有气血还有神。所以就叫"精气神"。有这三宝，人才形成。没有神的人，只能算是一个血肉之躯，没有灵魂。所以，"脐"在胎儿的时候，是藏着气血、精气神。它是跟妈妈相连的唯一的通道。生产完最容易受风的是哪里？就是肚脐。因为肚脐刚刚跟母体分离，要靠自己适应。而且这个脐带是一个出入口，既然好的东西能进来，坏的东西一样也可以进来。所以这个"脐"对我们来讲是精气神的所在。

如果受到外邪的干扰，肯定出问题，精气神马上就乱了！所以说禀腹成人不是一件容易的事，要经历很多关。为什么很多小孩子一出生就夭折？或怎么都养不大。或者一出生是好端端的，突然之间就不行了？怎么突然之间缺氧了？怎么突然之间其他器官就衰竭了？很多时候就是护理不当导致的。所以，若脐突、肚大青筋，难治。你看我们的精气神藏着的地方，一旦受到破坏，就很难治了。

足背、手掌俱平者，并为不治。如果你们见到食积的那种小孩子，手背、手掌俱平者，扁平足、平板手。而且手没力的，手指基本上只能很缓慢的移动。这是因为小孩子以前食积，他的手脚四肢发育非常不好。

女人䐜胀，虽有因于气食而成者，然成于血分者居多。女人以肝为用，肝藏血，女人总体是以水和血打造出来的。所以女人成于血分的疾病居多。

成于气食者，腹虽胀而经水不闭。就是只有胸腹、肚满、脾满、胀闷，没有痛，但月经没问题。但如果是形成于血分者，经必闭也。病又从脾影响到肝。脾既然已经不运化了，此时脉象会怎样？能量多的时候脉象弦紧有力。所以只要在临床上，摸到脾胃脉是弦紧有力的，就可以认定此人的胃气堵了，血也堵了。如果再摸肝脉，是虚而无力的，表示肝藏不了血，血去了脾胃那里。也就是形成了瘀血，所以便黑，胃经常出血，多半就是这个原因。脾胃脉若弦紧有力了，就是脾胃有问题了。到底是什么堵着，要结合其他脉象。如果同时摸到肝脉是沉细软弱无力的，那就是影响到血了。一影响到血，就会影响水，进而影响食。四大系统互相支持互相影响的。脾堆积的东西多，是可以反克于肝的。肝就克制不了脾。五行相生相克，随时可以运用。

胀满脉弦，脾制于肝。哪个方子专门处理这个问题？平胃散，所以会有一个总结性的功能叫"宽中"。推陈出新，平胃散由苍术、厚朴、茯苓、陈皮组成。苍术能健脾燥湿，厚朴可以行气宽中。陈皮能理气、化痰、燥湿、消食。茯苓可以利水、提气、补气。这四样东西都把气、血、水、食，全部都调了。只要你在临床上面碰到对方是脾胃胀满脉弦，用这个方子效果就特别好。

洪数为热，迟弱虚寒，浮为虚满，紧则中实。浮而有力，再加数，浮是什么？是气虚，有力，那就不是很虚，大概只有10%的一个气虚，还有90%是热。那么这句话就表明了，摸到洪数脉，病人肯定处于气虚，但不是很虚，而且还有热的状态。气虚有热，那这个热是怎么来的？气滞！气虚必有气滞，热是怎么来的？气滞化热。

气堵在一个有限的空间里面，会发热。气大体就是阳气，只是在临床上要区分是气虚厉害还是气滞厉害？一个字就够了，就看热不热。

如果热得厉害，就是气滞越厉害！所以我们要清热行气。

如果是虚得厉害？就补气。

有个比例指导，如果气滞刚开始的话，用一些佛手、香附即可。如果气滞的厉害的，就用青皮、枳壳、枳实去破气。

如果气滞更厉害了，再用三棱、莪术。

气滞分很多种，心气滞、肺气滞、还是胃滞、脾滞、肝滞、胆滞、膀胱滞、还是肾滞？

心气滞最大的特点是什么？发热、心烦、胸闷。临床上经常遇到这种病人，先清热，然后行气。那么行心阳的气，是不是枳实、枳壳、瓜蒌、薤白比较好。桂枝温通搭配栀子，桂枝少用一点，就中和了桂枝的热性，取了桂枝通的成分。

小肠的气滞，首先表现在肚脐胀痛，而且还会茶饭不思。可以用厚朴、枳实、枳壳、郁金、香附，因为行气药是所有药物里面品种比较多的，它的归经各有不同。

如果肝气堵了。我们最常用香附、郁金、柴胡。它们是专门对应的。

胆气不通，可以用川楝子，入胆经，再加引经药黄芩。

大家一定要记下来，黄芩是专入胆经的！

脉象为弦，弦是浮还是沉，决定了弦是气虚严重还是血虚严重？

迟弱虚寒，跟洪数相反。浮为虚满，那就是气虚。紧则中实，首先可以判断，气肯定堵得厉害。所以会气滞发热。所以在用平胃散的基础上，还要加一些清热的药。浮大可治，虚小危急。浮与大，本质上还是脾胃。脾胃慢的脉象是缓大坚，因为脾虚，加了一个浮的元素，所以还有气虚，补气可以用太子参、党参。

如果整体的脉象变得虚小危急，即浮小而无力，那这还是气虚。但现在是气虚到了极点，实际当中我们轻轻摸都可能摸不到，这就是"散脉"，一碰即散，就像落叶飞花或柳絮一样，你可以看到它，但是抓不到它。

朝宽暮急者血虚；姑且把"朝"放在早上的说法，"暮"放在晚上的说法。早上腹胀，晚上急着排便，就联系到十二个时辰的性质。早上6点到晚上6点，都是白天。早上日出的时间夏天是5点多，早上的6点是卯时。卯时属木，晚上17~19时为酉时，属金。早上为木，晚上为金。木的时辰宽，金的时辰就急。为什么给的结论是"血虚"？木当令的时候，肚皮是比较宽，臌胀特厉害。到了晚上，金能量当令的时候，一下子就急了。

暮宽朝急者气虚；朝暮俱急者，气血俱虚也。最后三句要联系十二时辰，解答出来。

予治肥人腹胀，用胃苓汤；瘦人腹胀，用鱼鳞汤，二方甚捷。这二方中全部是利气利血的药。下肢静脉曲张都是瘀血，要加当归、赤芍、红花、丹皮。

## 病例1

9点钟方向，泪阜苍白，心血不足；6点钟胃肠方向，眼睑色浅，眼白血丝近框属寒，提示胃肠虚寒，脾气虚而气血化生不足；8点钟大肠区域有黄褐色斑块，提示下焦湿毒积聚；可能存在失眠多梦、大便黏滞、腹胀、纳呆、消化不良等问题。

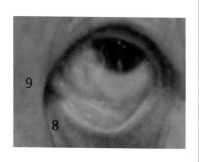

## 病例2

3点钟方向，泪阜苍白，心血不足；6点钟胃肠方向，眼睑一篇泛红，眼白泛黄，眼白根部紫暗，提示胃肠瘀热互结，痰湿满布，脾虚，可能存在反酸烧心、消谷善饥、大便粘滞、腹痛腹胀等问题。

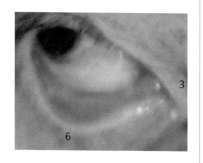

## 病例3

3点钟方向，泪阜苍白，表示心血不足；6点钟胃肠方向，眼睑惨白，眼白血丝近框属寒，血丝根部一片泛红，提示胃肠存在广泛的虚

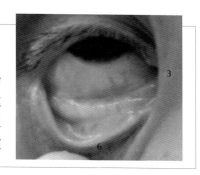

寒性炎症，脾气虚而气血化生不足；可能存在腹泻腹胀、肠鸣、消化不良、胃肠炎症、溃疡等问题。

## 附：浮肿

《内经》曰："诸湿肿满，皆属于脾。诸气膹郁，皆属于肺"。盖虚肿之由，皆脾虚不运，肺郁不通，以致水渍三焦，而为浮肿，以手按之成窝，举手渐平也。身有热者，水气在表，治当汗之。身无热者，水气在里，治当下之。又云：腰以上肿者宜发汗，腰以下肿者宜利小便，兼以顺气和脾为良法。慎不可用大戟、芫花、甘遂等猛烈之剂，以攻其虚症，吾恐峻决者易，固闭者难，水气复来，而无可治之机矣。

风肿：皮肤麻木，走注疼痛，以分心气饮治之。气肿：四肢削瘦，腹胁胀满，以流气饮加减治之。水肿：腰以上肿者，分心气饮；腰以下肿者，五子十皮饮。血肿：皮间有红血丝，妇人多有此症，是败血化为水也，调经散治之。生疮肿者，败毒散加荆芥、防风、金银花，间服五子十皮饮。病后脾虚足跗肿者，由中气下陷也，补中益气汤。异乡不服水土而肿者，藿香正气散。大抵肿退，宜用白术煎膏，调理脾胃。

### 病例 4

6点钟胃肠区域，血丝细小近瞳，根部广泛红色，眼白浅黄，提示脾胃气虚，阴津不足而有热，可能存在消化不良，身体局部或者整体出现水肿等问题。

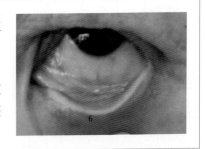

6

## 病例5

3点钟心包区域，泪阜血色不足，血丝根部粗，色鲜红，末梢呈吸收状，留有黑褐色斑块，提示心血不足，此前发生过心血管疾病如心梗等，心包受痰瘀所困，可能存在胸闷胸痛、心悸心慌、失眠易醒等问题。

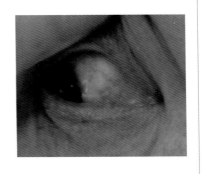

心火虚衰而受水所制，容易出现肾水独寒于下，出现下肢水肿等问题。

## 五、噎膈反胃者气食相凝

噎膈之病，由于七情过伤，饮食失节，食因气逆则食不下降，气因食阻则气不运行。其实噎嗝就看一个"气"字。无论七情中的哪一种，都是气的一个波动。气、食、痰涎互相凝结，留于咽嗌者为噎，留于胸膈者为膈，妨碍饮食渐为呕吐，反胃之病也。气有九种状态的波动，因为气而导致食停留，这个食包含了饮，即饮食。

丹溪有云：自气成积，自积成痰，痰挟瘀血，遂成窝囊。然后由食变痰，再变瘀血。此症若不早治，必为难愈之疾。既然这四因都出来了，我们就用二陈汤，四君子汤，四物汤，平胃敬，小柴胡汤。初起者五膈宽中散，日久者二陈汤加减。那为什么四因都出来了，而我们只看气这个点？因为初期这个病就是气所伤，中期就是气食所伤，后期气食痰，最后气食水血都伤了。那么调的时候，就要辨明时间和状态。

噎膈反胃通用二陈汤加姜汁、竹沥为主。气虚肥白之人，加人参、白术。血虚瘦弱之人，加当归、芍药、桃仁、红花。如胸中热闷，加土炒黄芩、黄连、瓜蒌、桔梗，去半夏。胸中热闷者加入土炒黄芩，这日常中似乎很少用，那再结合去半夏看看。大家都知道半夏是燥热的，"渴用干葛白茯苓，半夏燥脾斯时禁"。由这里我们可以知道病人这时候应该是有口渴的症状。由胸中热闷之热导致的口渴。正好黄芩、黄连、瓜蒌、桔梗都是比较寒的，同有清热、燥湿、祛痰等共同功效，能共同调理水的系统，那么这时我们就想到土能制水，而土炒黄芩更入脾胃中焦之经。

如因七情郁结者，加香附、川芎、木香、槟榔、砂仁。脾虚不运化者，加人参、神曲、麦芽以助之。如大便燥结者，少加酒蒸大黄、桃仁泥以润之。大抵噎膈病，血液枯燥，胃脘干枯，难服丸药，宜煎膏服之。气如果没有挟食痰瘀，气就通畅了。

## 五膈宽中散

五膈宽中散由青皮、陈皮、丁香、木香、白蔻、砂仁、香附、厚朴、甘草与盐姜组成。"如病日久，则气从火化，而温热之剂，又不可单投"。理气要加入清热药，所以五膈宽中散在这个情况下有用黄芩、黄连，同时这个方中还有青皮和丁香。青皮能破气，但久用耗元气，枳壳与之同理，即"枳壳青皮若用多，反泻元气宜改作"。方中厚朴、砂仁等都是宽中理气，而丁香是引气往下走，如半夏、代赭石一般导气下行。这正好解决噎嗝往上冲的感觉。

**病例 1**

6点钟胃肠区域，血丝根部粗大，分叉扩散近瞳属热，血丝延伸细小，眼睑红白参半，提示胃肠虚热，气阴不足，容易导致消化不良、胃胀反酸、食物通降不利，若逢思虑过重或压力过大，容易导致

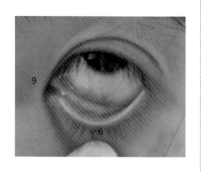

气机郁结，气食相凝导致呕吐、打嗝、反酸等问题。

**病例 2**

6点钟胃肠区域，血丝细小，色浅，眼白覆有黑褐斑，提示胃肠虚热，气虚，湿毒盛；可能存在腹胀、打嗝、呕吐等问题，若逢七情所伤而致气郁气结，则可存在梅核气、呕

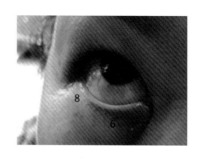

吐、食物通降不利阻于胸膈等疾病。

## 病例 3

3点钟心包区域，泪阜血色不足，血丝乱而杂，细而多，提示心火旺，心阴心血不足，可能存在思虑过重、失眠多梦等问题。

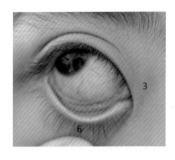

6点钟胃肠区域，血丝细小近瞳属热，根部红染，眼睑红白交错，可知寒热虚实错杂；可能存在腹胀、消化不良等问题；若七情气郁，可致梅核气、噎嗝、呕吐等问题。

## 六、喘急有虚有实

喘急寒热比较难辨，虚实容易辨，暴病发喘谓之实，内因莫过于气血痰食，外因莫过于风寒暑湿燥火。喘了很长时间就是虚症。辨虚实后就可以确定是要攻邪，还是要补虚。

脉滑而四肢暖者，滑代表迟而有力，迟为有寒，有力代表实，代表正气未虚。四肢暖者，代表受寒不严重，滑脉代表痰湿脉，水非正常代谢才会出现痰湿水饮，易治。

脉涩而四肢寒者，脉涩意味着迟而无力，无力代表虚上加虚，迟也表示有寒，已经寒入骨髓，难医。

若喘而抬肩，有痰，用二陈汤，若口干口渴黏痰少用半夏，可以用陈皮、海浮石、浙贝、桔梗、胆南星、礞石等，就地取材。

乍进乍退，吃了东西之后有可能轻松，也有可能更喘，是食积化火，枳实、黄连可以治宿食。黄连清火，枳实直接健脾行气导食。用枳壳也可以，如果气分不够（右手肺脾脉按之无力）枳壳清脾，久用反而伤气，要配伍补气药，以防伤元气。

气从脐下起，直冲清道而上者，阴虚也。为什么会阴虚，因为阴血是气之载体，血少了后，气才会窜来窜去。

恶寒发热而喘，脉浮紧者。恶寒发热，到底手是冰还是热，如果病人来了恶寒发热，但手是冰的，说明寒正在入里，长驱直入。如果手是热的，说明阳气正在外出。时间一久变成拉锯战，变成寒热往来。寒在入里的时候，我们可以提前用温里的药，防止寒继续入里。

浮为气虚，紧为数而有力，气虚而风寒直进，数为热，阳郁而化热。

血虚有血瘀，气虚有气滞。胸中滚滚有声，怔悸而喘者，水停心下也。怔，是愣的意思，悸，是害怕、慌，胸中落空的意思。心下病位，水是病因，停是病机。心下是肺和胃肠，不只是胃（如下图）。所以不只需要行胃气，还需行肺气。我们常见到水停心下的人会咳痰喘，胃脘部满闷呕恶。水停心下，心肺胃这

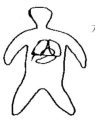

水停心下（胃、肠、肺、心）

些脏腑都要调，用归经药物。所有的病只要到后期发为喘证，都很难治。刘氏经验方，总用苏子降气汤为主，痰喘加竹沥，清热利痰；火喘加栀子、枯芩；阴虚加知母、黄柏。痰火喘嗽，常服玉露霜，可除病根。苏子降气汤：二陈汤+桔梗+五味子（酸敛收涩）+桑皮+瓜蒌+枳壳。

## 病例1

患者3点钟心包区域，出现根部粗大浑浊深红血丝，提示患者存在心肌缺血、心阳不振、心有瘀血问题。严重可能出现心悸、心跳加速、睡眠质量下降等问题。患者眼白整体偏黄，浑浊最严重的在肺部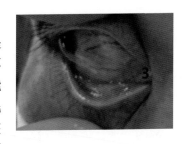区域，提示患者整体湿热过剩，肺存在顽痰、肺气不利的问题，严重者可能经常气喘、气紧。患者眼白整体浑浊不堪，代表风湿毒蕴结日久，病程长，病情重。

## 病例2

患者3点钟心血循环区域出现根部粗大近瞳颜色深红血丝并且直穿肺区形成黄斑。提示患者有全身血管压力过高、血液循环差、全身瘀血等问题，并且肺区出现黄斑，提示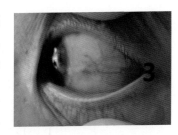患者肺积聚过多痰液，并可能有肺结节。

**病例 3**

患者9点钟心血循环区域出现散乱浑浊颜色深红并且向6点钟胃部区域延伸血丝，提示患者全身血液循环差、血管压力过大、全身瘀血多的问题，并可能影响到胃部区域。肺区明显浑浊偏黄，提示患者肺部湿热过剩，可能存在肺痰、肺气不利的问题。

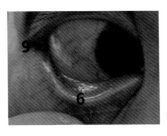

**病例 4**

12点钟头颈肩区域出现根部粗大散乱颜色深红血丝，提示患者头风比较重，颈肩可能经常劳损不适。3点钟心包区域出现根部粗大颜色深红并且直穿肺区血丝，提示患者心脏存在瘀血过多问题，并影响到肺部血液循环，可能平时会有突然心跳加速、气虚气紧等问题。

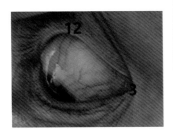

**病例 5**

患者6点钟胃和十二指肠区域出现根部粗大颜色深红分叉末端有瘀黑点血丝，提示患者胃和十二指肠存在长期慢性胃炎肠炎，严重甚至生胃息肉肠息肉，末端瘀黑点提示以前有过胃出血的问题。

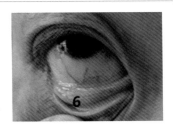

# 第七篇　痉症、积聚、劳、出血

## 一、痉症有阴有阳

痉症就像羊角风，羊角风有角弓反张、颤抖的症状，痉症是颈项强硬、腰背反张，就是四肢僵硬，痉症和脑中风有点联系，但又不完全是中风，痉症可能会掺杂中风的症状。我们人体表面有一层阳气，也就是卫气。倘若此时我们人体表面某一部分的阳气缺损了，所处环境中又有寒邪，寒邪便很容易地从阳气缺损的部位入侵人体，正邪交争，也必然会损耗人体正气，因此凡是中了风寒的，都是要用到补气药。

如果触摸病人皮肤表面是冰的，就说明病人阳气虚。正常人是100%的阳气加上100%的阴血。阴气存在之处就是病所在之地。因于寒者，恶寒无汗。

如果病人的脉浮紧，我们还可以通过大椎、额头、手、腹、足的冷热去进行进一步的辨证。寒主收引，受寒的患肌摸起来是硬的，寒气一旦堆积在一个位置，会导致这个部位气机失利，寒凝气滞，由气虚变为气滞。而且寒不断地往里走，把气挤压在一个狭小的空间，最后郁而化热。西医角度认为是肌肉绷紧，中医角度认为是外寒内热。

感冒的人，刚开始的时候感觉脖子有点凉，即头项强痛，过一阵儿开始出现咽喉疼痛，进而是流鼻水，接着便是咳嗽。其实感冒的头项强痛，只是一个痉症的局部发生，但其发生的原理是相同的，病因都是寒，只不过是范围大小的不同，痉症病位大，感冒病位小。小续命汤实际就是麻黄汤+桂枝汤+防己+黑顺片。患者有汗就不用麻黄，用白芍酸敛阴柔，养血柔肝。出血就补血，少气就补气，出汗就补津液。

如果有汗且十分严重，就可以加葛根。或因发汗太过，或因失血太甚，致筋无血养，筋急而牵，只有阳气而无阴血。血为气之母，血是气的载体，血丢失了后，气会短暂停留在体内，过几个小时也会消散。百节强痉者可用十全大补汤，桂枝能发散风寒、温阳利水、祛除病因。麻黄药性比桂枝强劲，但不进血脉。桂枝可以直接到心脉，把脉管里的寒气推出去。

## 病例 1

6点钟方向出现雾斑血管，白中夹黄，寒湿错杂，胃喜湿恶燥，但湿过度，则容易积湿成疾，胃主肌肉经络足阳明胃经，还会筋张弛无度，名为痉症之柔痉，提示患者脾胃积湿过度，累及筋骨，容易四肢疲劳。

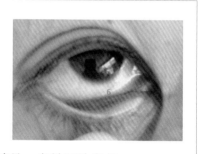

## 病例 2

12点钟方向细长而往两边延伸的血管尾部伴有瘀点，提示患者脊柱长期劳累有瘀血，特别是尾部的瘀血点直指腰部以下，左右两边

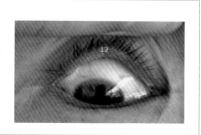

都有疼痛麻木，患者巩膜泛白偏黑，提示脊柱区域经常受寒，容易导致腰背强直，疼痛紧张加剧，筋急而牵。

### 病例 3

6点钟方向尾部有瘀点并向上延伸，提示胃部炎症伴有瘀血，长期饮食不当导致，颜色浑浊积湿成疾，提示患者脾胃积湿过度。

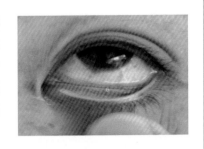

### 病例 4

12点钟方向三条粗黑长向下延伸血管，尾部有瘀斑淤点，伴颜色泛白，提示患者脊柱经常劳累，受寒成疾，腰部以下直到小腿左边酸麻胀厉害，有因于受寒，名曰刚痉，筋急而牵，腰背反弓。

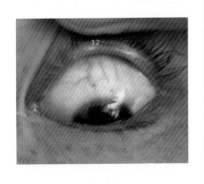

## 二、五积六聚总是气凝其痰血

只要是身体长的东西全是五积六聚。气为什么会凝？因为寒。人体里面所有能主动运动的物质，只有气，其他的血食精液都是靠气来推动的，所以一旦气滞，其他的都会凝固。五脏为积，六腑为聚，脏宜藏不宜泻，腑宜泻不宜藏。藏于胃会呕吐、胃胀。藏于小肠会腹痛，藏于大肠会便秘。五脏跟六腑，一为阴一为阳。肝之积曰肥气，在左胁下（肝硬化）。奔豚，起于少腹，上乘于心，像野猪一样从少腹横冲到我们的咽喉，世人谓之气块，先有寒气，再有气滞，再有痰凝，再有血瘀。块乃有形之物，气不能成形，俱是血痰食。在右为脾，在左为肝，在中为肺胃。妇人腹中有块，卵巢囊肿、子宫肌瘤，就是瘀血。不能移动为真，能移动为假。可用咸海浮石、鳖甲、海藻、昆布、芒硝，坚以削之。大原则，行气药，有瘀血，当归头大量用活血逐瘀，当归尾补血为主，活血为辅，最好全当归一起用。有痰可用二陈汤，半夏、陈皮、白术。食积用山楂、神曲。

## 病例 1

3 点钟方向有黑色雾斑，非常浑浊，色灰暗，瞳孔浑浊，色浅细，近眶属虚寒，血丝弯曲病情时间久，也有一大块雾斑，患者可能存在肺部有痰、呼吸不畅、心肺循环系统较差、精神状态不佳等问题。近瞳下有雾斑可能是肠癌转移灶。

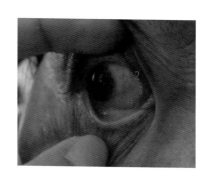

**病例2**

该子宫肌瘤形成是瘀血+痰阻相合而成。

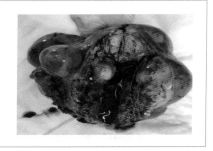

**病例3**

9点钟心包区域，长期受痰、瘀、湿、毒影响，整个心包、肺区域浑浊偏黄甚至生出胬肉，提示患者心包长期瘀血积聚、心阳不振、肺有顽痰、上焦湿毒过剩、痰淤互结等问题。

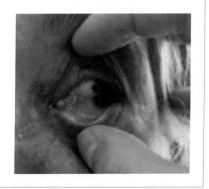

## 三、五劳六极皆是火烁乎天真

五劳者，五脏劳伤也。六极者，皮焦、肉脱、筋痿、骨重、津枯、脉数也。大抵劳怯之人有此症。皮焦对应肺，肺主皮毛，肉脱对应脾，筋萎对应肝，骨重对应肾，津枯对应小肠，脉数对应心，肺朝百脉主治节。大抵劳怯跟我们的胆怯非常相似，精瘦的人气血两虚，看上去一般都很劳累，伴有失眠，而且睡着也会多梦伴有胆怯，遇到一点事情紧张得睡不着，怯在这个地方就是精神紧张的意思，慌张胆怯。所以越是担心某样东西，越害怕失去，他的五脏六腑就会发生病变。

皆因二火无制，煎烁天真，气血精神日渐衰弱，遂成六极。君火对应少阴君火，相火指少阳，胆经和三焦经经火。浮是气虚，沉是血虚，一般失眠的病人都是面红枯瘦，心情焦虑。抓住这两个脉象特点就能抓住重点。

凡治劳之法，须当辨其何脏虚、何脏实、气虚、血虚、气热、血热，真知灼见，治始无差。脏之虚者，其脏之脉，必虚而小。脏之实者，其脏之脉，必实而大。气虚者，面白而无神。血虚者，面黑而枯瘦。

气热者面红而光，声确而清，病甚于昼，脉浮而数。血热者面赤而黯，声确而浊，病甚于夜，脉沉而数。气血俱热者，病则昼夜俱甚，气急而津枯。依此辨之，无不中的。气急代表快，冲过头的，我们有句古语——气急败坏，形容生气后做事情冲动，气血俱热者对应怒火中烧者。惊则气乱，热则气泄。快死亡的人，会阳气暴脱，阳气先脱出汗比较稀，阴气先脱汗比较黏，这就是津跟液的区别。

气虚用四君汤；血虚则用四物汤。气血俱虚者用八珍汤。清气用麦冬、竹叶、银花、柴胡、知母之类。凉血用天冬、生地、胡黄连、黄柏、黄芩之类。安心神用茯神、远志、酸枣仁之类。壮筋骨用牛膝、杜仲、虎骨之类。补阳用鹿茸、枸杞子、锁阳、肉苁蓉、菟丝子之类。补阴用山药、丹皮、龟板、柏子仁之类。降相火用黄柏、知母。涩精用龙骨、牡蛎粉、鹿角霜、山茱萸、楮实子、赤石脂之类。降相火用黄柏知母，专清下焦虚火，下焦包括肝、肾、大肠、膀胱,知母归肺肾,专门滋阴清热。只要碰到五劳六极,碰到脉数,一般都是有火。

## 病例 1

1点钟方向细长血管从颈椎区域延伸到1点钟大脑区域,提示患者长期劳其筋骨导致无法气血通畅运行四肢和脑窍,导致上部肩膀,头部有酸麻胀痛不适感。

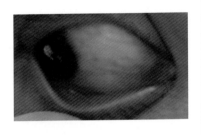

4点钟方向目内眦淤黑雾斑的血管,提示患者劳力过度导致六极中的血虚以及心包血液循环差,血虚必有血瘀,通常还会伴有胸口闷、乏力、气喘等一系列症状。

## 病例 2

7点钟方向中段区域有淤点,提示肺部区域痰液阻塞肺部,痰液不化凝结一起,肺部失于润泽,肺部区域出现黑点,影像下肺部会出现结节肺纹理增粗等问题。

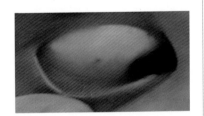

## 病例 3

12点钟方向出现粗黑血管尾部伴有瘀斑淤点,提示患者有五劳六极之筋痿、骨重问题。患者因长期劳作低头原因，出现颈椎、胸椎、腰椎不同程度受损，瘀血阻滞筋骨，腰部瘀堵或更为严重，腰以下伴有长期的旧疾未治疗，瘀血严重，瘀点偏向左边提示左侧患肢更为明显，伴有腰酸腰痛左腿酸痛麻木感。

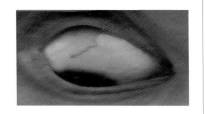

## 病例 4

6点和8点钟方向有浑浊的小血管，提示长期劳累，导致气血津液无法供应肠胃，导致肠胃有慢性损伤，提示有慢性胃炎和肠炎，浑浊提示湿热更甚。

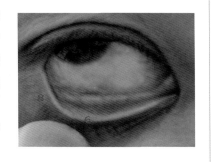

## 四、吐血出于胃腑

五脏六腑皆会令胃出血，所有问题都离不开四因，即气血痰食。把到什么脉，就对应进去。酒食是饮食的一种，用葛根黄连一类，饮食过度损伤胃的消化功能，吐是一个胃的动作，一旦出现吐就破坏了胃的降浊功能。为什么要吐，吐需要什么东西带动？就是我们的气，气和血两者，气相当于一个劳动者，血相当于一个营养物，是静态的，光是血没有气，吐不出来，调胃腑出血首先就是调吐，要把胃气降下去，第二个是调血，吐不出血，则血在里面，都成了瘀血，要用大量桃仁、红花来活血化瘀。第三个是清热凉血、降气，这涉及气逆。气逆的话我们要用降气的药，如代赭石、桔梗、紫苏子、莱菔子、半夏、吴茱萸、丁香等。吐血两个字包含所有病机，胃溃疡就是其中一种，只不过他吐不出来，因为气不够，那么就只能往下走，跟胃壁慢慢粘在一起形成瘀血。再往后，就形成胃息肉，息肉前期就是胃溃疡。

**病例 1**

患者整体眼睛偏黄浊，7-10点钟方向血丝比较散乱，粗大，近瞳，颜色较深；9点钟方向血丝聚集，心外周循环血管曾爆裂出血过，心外周循环血液瘀堵，导致回流不好，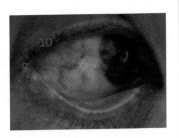四肢不温；10点钟方向脑部区域泛红，脑内压过高，易导致头晕头痛等情况出现。肺区有明显黄斑、瘀点说明肺区有结节。

**病例 2**

整体眼睛黄浊，中下焦湿热盛，6点钟方向血丝延伸至瞳孔处，胃热盛，根部泛红，可能为慢性胃炎，胃热过盛症状为胃口好，但吸收较差，大便干结，甚至为吐血。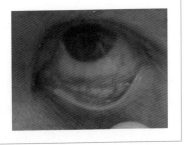

## 病例 3

整体眼睛黄黑浊，中下焦湿热毒盛，6点钟方向血丝近瞳，胃热，根部泛瘀黑，可能为胃溃疡，导致胃出血，胃痛；7点钟方向血丝比较细小，血丝有明显瘀点，说明有痔疮，大便情况偏差。

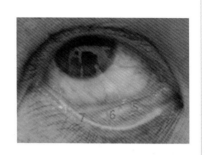

## 病例 4

整体眼睛偏黄浊，3点钟方向血丝近瞳，稍有弯曲，脉络浮浅，颜色较暗，心脏循环偏差，心脏供血能力不足，心血不足，导致失眠、心悸等情况，肺区有明显黄斑，肺区有结节与积痰。

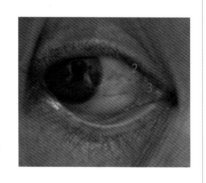

## 五、衄血本乎肺经

咳全血是肺的问题，咳出水中带血丝是肾的问题。那如果咳出来是痰中带血，这属于脾脏问题。由于脾虚而容易生痰，所以痰带血。这时候就用犀牛地黄汤来清热止血。用茯苓补脾利水，瓜蒌仁化痰。如果血中带着黑色就是说明有瘀血，这个桃仁来化瘀。

## 病例1

　　患者右眼9点钟方向有大段血丝冲出，颜色红兼大片黄染，代表患者心包功能差，可能伴有心肌缺血，且伴随白睛部黄染，表示患者肺部积痰严重，可能会有肺系疾病；

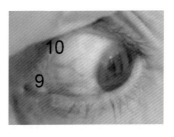

10点钟亦有血管丝伸出，并分叉形成瘀点，表示患者大脑曾经有过出血，现在形成瘀血，可能会伴随有头晕头痛症状的出现。

## 病例2

　　患者左眼4点钟方向有根部粗大的血丝冲出，并伴有分叉，这表示患者生殖功能可能有疾病发生，小便可能有便血，肾气不足，并延伸至肺部白睛区域，可能肺部已经出现

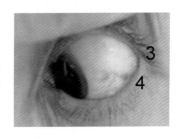

血证，如衄血、咯血等，此为子病及母。

## 病例3

　　患者左眼11点钟方向有血丝伸出，代表患者可能有肩颈部的疼痛，9点钟方向至肺部白睛区域较为浑浊，且形成黑色瘀点，表示肺部瘀毒较严

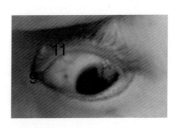

重，且肺部可能有血证出现，如衄血、咯血等。

## 六、痰涎血属于脾脏

口水里面带血。涎，从脾来，涎是脾的生理性产物，当脾功能受损，气滞脾虚，就会产生病理性产物，统称痰，治痰最终还是要调理脾胃气机。犀角地黄汤里的赤芍很凉，需要与白芍同用，补血不留淤。寒重的可以加韭汁，当归性温，而姜太燥热了不能用。

### 病例 1

整体眼睛偏黄浊且近瞳区灰黑，说明湿热毒重，8-10点钟方向血丝比较散乱；9-10点钟方向血丝粗大，近瞳，颜色较深，脉络浮浅，说明心脏区域供血不足，心肌缺血，心脏侧壁、前壁区域有瘀堵，肺区灰暗，说明痰毒过盛，肺宣发肃降失司。

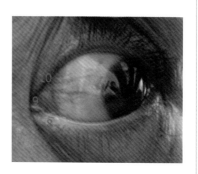

### 病例 2

整体眼睛偏黄浊，说明偏湿热，2-4点钟方向血丝相对比较散乱，颜色较暗，脉络浮浅；3点钟方向血丝近瞳，比较粗大，近眶处颜色加深，说明之前心外周循

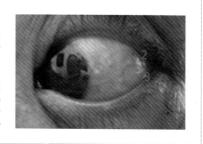

环血管曾爆裂过，心脏外周循环偏差，四肢血回流差，导致四肢不温。

## 病例 3

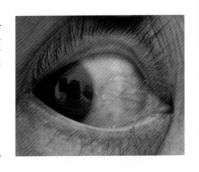

整体眼睛偏黄浊，2-4点钟方向大量散乱血丝。颜色较深，脉络也深，2点钟方向血丝较为弯曲，近瞳，提示脑部血管压力大，容易出现头晕头痛；3点钟方向血丝散乱，且近眶处颜色深，说明心脏最近有瘀堵并可能伴有血管爆裂的情况出现，症状表现为心脏刺痛、闷痛。肺区有较多黄斑、瘀斑，说明肺区积有热痰、黏痰日久，肺宣发肃降能力失司。

## 病例 4

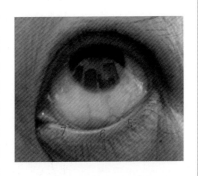

整体眼睛偏瘀黑，中下焦湿毒比较盛，5点钟方向血丝近瞳，稍有弯曲，颜色较淡，脉络浅，小肠分清泌浊能力失司，导致大便糜烂；6-7点钟方向底部明显灰黑，说明胃区有出血、溃疡，可能导致痰涎血，血丝近瞳，性热，血丝尽头有瘀点，提示胃区已形成息肉、胃肠区域不适、容易胃胀胃痛、消化吸收不好。

# 七、咯唾血属于肾经

道家每天醒来第一个工作是把第一口口水吞进去，睡觉的时候肾精调动起来。肾之精夹咽喉而上，慢性咽炎的人，晚上的肾精不能濡养咽喉，出现嗓子干痛。口水的末端带出来的尾巴为沫，最后出血不是肾本身的问题，是肾经络的问题。黄柏清虚火养阴经，咽喉红肿充血，叫脉络充血，这是津在经跟络的传变时出了问题。所以要有牡丹皮，解决脏腑表面的问题。慢性咽炎经常咽喉干痛，因为里面没有津，甚至还会出血，渗于表皮混在口水出来。生地熟地同用，能大补肾精阴阳，生地滋阴降火，熟地滋补精血。

## 病例 1

患者右眼3点钟方向有大片血丝伸出，基底部红染，整个白睛部血管非常杂乱，这表示患者心脏外周血管循环非常差，考虑血管硬化，可能已经出现心血管疾病的症状，肺部积痰也十分严重，考虑有肺结节。

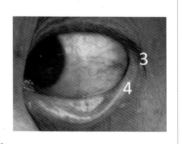

## 病例 2

患者右眼9点钟方向基底部大片红染，考虑最近一段时间可能有不寻常的出血，白

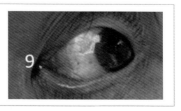

睛部黄染浑浊，表示肺部积痰严重，瘀毒厉害，考虑有肺结节。

## 病例3

患者右眼6点钟方向有细条血管丝伸出，并在近瞳孔部形成小瘀点，这表示患者有慢性胃炎，可能并发胃溃疡。基底部有大片红染，可能最近有不寻常的出血，例如吐血、咯血、尿血等，4、5点钟方向一大片杂乱血丝，浑浊不堪，这代表患者的生殖系统区域有湿热。

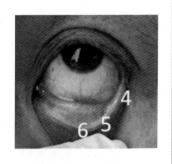

# 八、牙宣者阳明之热极

牙龈出血，牙属于肾，脾胃养肾水，肾水没问题，养料出问题。牙龈出血牙龈肿痛除了用归胃经阳明经的药物以外，热极之后反伤少阴肾，所以后面还要加玉女煎。炒盐入肾，龙骨养阴入肾。百草霜就是我们的锅底灰。胃是我们的锅，受盛化物，肾阳之火给他腐熟，肾阳就是我们的煤气灶，所以很多时候我们调胃的时候会用附子理中丸，用附子补肾火。

## 病例1

患者左眼9点钟方向有长段血丝伸出，十分杂乱，提示心脏已出现心肌缺血，心血管功能较差。

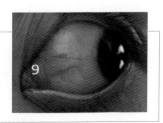

## 病例 2

患者左眼6点钟方向属肠胃区域，有数条粗大血管丝蜿蜒向上，代表患者有较为严重的胃炎及肠炎，血管丝颜色深红，表示患者现在胃热严重，靠眼睑部较为浑浊，提示存在肠胃息肉。

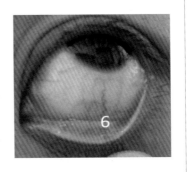

## 病例 3

患者右眼3点钟方向有十分粗大延绵的血管伸出，影响区域相当大，代表患者心脏外周血液循环差，考虑血管硬化，可能已出现心血管疾病症状，近瞳孔部较为浑浊，提示患者肺部积痰严重。

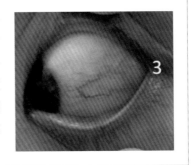

## 病例 4

患者右眼12点钟方向有长条血管丝蜿蜒向下，并在近瞳孔部形成红色瘀点，这代表患者脊椎附近肌肉紧张，而腰部现在出现疼痛，整个眼睛上部白睛较为杂乱灰蒙，这表示患者头脑部区域血运一般，可能会偶尔出现头晕或者头痛等症状。

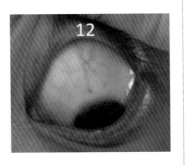

## 九、舌衄者少阴之火生

舌衄，舌头表面出血，肯定是少阴，心火之苗称为舌，心火过旺，灼阴血而出血。为什么心火过旺呢？因为心受寒了，阳气被郁而化火，需要把寒气去掉。先用炒槐花，再用槐花的凉血止血的药效，再用冰片，性温热而燥烈，香气扑鼻，外寒内热，可以用冰片的芳香行气之力来行气，温热之性来化寒，一个凉血，一个温燥行气，则舌衄自止。

### 病例 1

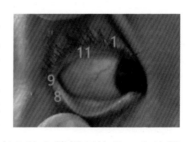

患者9点钟方向心脑血管循环区域有一大片粉红色斑块；8点钟生殖器方向有一条较粗较多弯曲靠近瞳孔属热的血丝，并向1点钟大脑神经方向延伸；11点钟有一大块暗灰色阴影，提示患者心脑血管循环较差，生殖器方面有问题，多见心梗塞、脑梗塞、前列腺炎、子宫输卵管堵塞、头风重、头晕头痛等。

### 病例 2

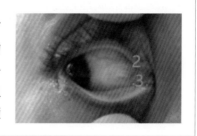

患者2点钟心脏前壁有一条较粗较陈旧靠近瞳孔的血丝，3点钟心脏后壁有一条根部较粗近眶的鲜艳血丝，提示患者心脏前壁后壁

都有堵塞，前壁那条时间较久，应该是以前经常出现胸闷胸痛；后壁较鲜艳应该是最近开始堵塞的，最近睡眠质量应该较差。

## 病例 3

患者肺区有一个斑块，4点钟生殖器方向有一条根部较粗较陈旧的血丝，表示患者肺有积痰结节；生殖器堵塞时间较久，多见子宫输卵管堵塞、前列腺炎、尿频尿急、淋证等。

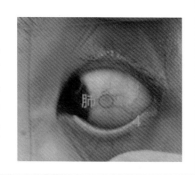

## 病例 4

患者9点钟方向有一块粉红色阴影区，表示患者心脑血管循环较差，有堵塞，平时多睡眠不好；8点钟生殖器方向有一条较粗较陈旧靠近瞳孔的血丝，表示患者生殖器方面有问题，多见子宫输卵管堵塞、前列腺炎、尿频尿急、淋证、月经不调、下焦湿热等问题。

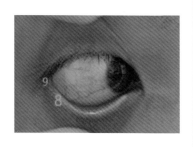

# 第八篇　腹窄、胸烦、惊悸、健忘、癫狂、痛症

## 一、腹中狭窄而痰火各别

　　肥人肚子肯定大，肚子一大，正常胃肠的空间就少，往往很胖的人想吃而吃不下。实际上胖人多为积食痰水，积食痰水混合堵住整个胃肠道，所以我们必须要用苍术、香附的燥烈之气来开食行气。苍术有芳香之气，燥烈可行气，温热之性温化水湿，强劲之力把食积推陈出新，再加上香附归经甚多，所到之处气所向披靡。瘦人多火，总是觉得自己肠胃不通，便秘，甚至七八天才行一次大便，刚吃下去的和几天前吃下去的都形成食积。食积者用黄连、枳实，现在这里食积郁而化热，所以用苍术、黄连加枳实并无不可。总之，肥人吃不下，原则是祛痰湿、理气、消食、化积。瘦人吃不下，原则是祛火、理气、消食、化积。

### 病例 1

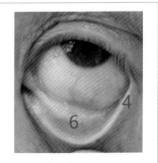

　　6点钟方向见血管底部粗大，靠近瞳孔性属火，底部虹膜黑沉表示时间较久，多见于慢性胃炎、十二指肠炎、伴有少量溃疡灶。平时多嗳气、反酸、胃痛、腹痛等。4点钟方向表现为血丝底

部粗大延伸处较细小，靠近瞳孔属火，但为虚火，颜色陈旧，多见于生殖系统方面的问题，如尿频、尿急、子宫输卵管堵塞、前列腺炎等；整体靠眶边缘一层都是黄染，胃区底部灰暗，表示有湿热或胃有毒素堆积。

## 病例2

6点钟方向见血管底部粗大，靠近眶性属寒，底部虹膜黑沉表示时间较久或有胃溃疡，靠眶边缘一层都是黄染多表示湿热，多见于慢性胃炎、十二指肠炎、伴有小量溃疡灶。平时多嗳气、反酸、胃痛、腹痛等。

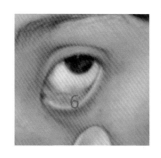

## 病例3

6点钟方向血管弯曲往9点钟方向延伸，靠近瞳孔属热，血管颜色陈旧表示时间较久，多见于慢性胃炎、十二指肠炎。平时多嗳气、反酸、胃痛、腹痛等。6点钟与3点钟中间多暗黄色斑块，表示体内毒素堆积过多。肝区虹膜脱落造成边缘不清晰，表示肝功能受损，可能有脂肪肝、肝囊肿等疾病。

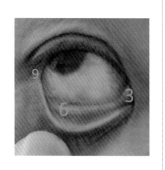

## 二、胸中烦热而虚实可分

胸中烦热者，脉象大多数而有力，名为弦，所以胸中烦热之人烦躁不安，即用淡豆豉宣发郁热，栀子清热泻火除烦，临床应用非常广泛。如果烦躁并气虚乏力头晕恶心，需加各类的补气行气之药，有气虚必有气滞，有气滞必有血瘀，故而加白芍、赤芍、麦冬。

### 病例1

患者3点钟方向有根部深红色雾斑，说明患者心脏血液循环差，有瘀血或有心肌缺血，还可能出现胸痛、胸闷等不适症状。且延伸至肺部形成红色瘀斑，说明心脏影响到肺部，肺部有积痰、瘀血，可能出现呼吸困难等不适症状。

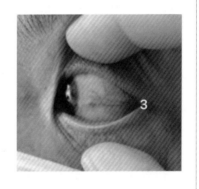

### 病例2

患者9点钟方向出现黯红色粗大血丝延伸至6点钟方向，说明患者心脏血液循环差，有瘀血，可能有心肌缺血，可能出现胸闷不适等症状。且传变至胃区，母病

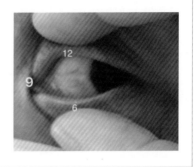

及子，来自胃肠道的血液通过上腔静脉流回心脏，患者心有瘀血，回流差，就会导致胃肠道充血，可能出现腹部不适、腹胀、食欲不振等症状。

## 病例 3

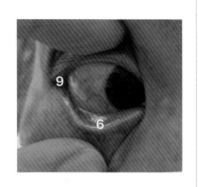

患者9点钟方向有淡红色雾斑，说明患者为心虚证，可能出现胸中虚烦、心慌等不适症状。且患者12点钟方向眼白发青，说明患者头受风寒，可能有头晕头痛等症状。6点钟方向眼白浑浊偏黄，说明患者胃肠湿热，可能出现胃痛、胃胀、大便不利等症状。

## 三、惊悸痰迷恐惧所致

惊悸痰迷心窍，惊悸中的"惊"，在七情里面像恐一样，伤肾，肾伤了以后肾气就乱了，肾水就代谢失衡，形成水饮。惊能气乱，悸伤心气，因为惊恐过后气乱，心率会升高，自觉心悸。导致心气亏虚，心阴血不足，气虚而化热，热把水饮蒸干化为痰湿，最后痰蒙心窍。先从因入手，半夏、陈皮、降气化痰，茯苓利水、安神，少量行气、补气，再加上茯神、远志安神，当归、柏子仁、酸枣仁、人参气血同补，酸敛收涩。

## 病例 1

患者右眼3点钟心包区域出现根部粗大近瞳且浑浊黯淡血丝，提示患者心脏心肌缺血严重，心有瘀血、心阳不振。并且肺区出现浑浊偏暗黄班，提示患者肺部顽痰过剩，肺气不利，心肺二者痰瘀互结。严重者可能经常出现惊悸、胸闷、长时间睡眠质量下降等问题。

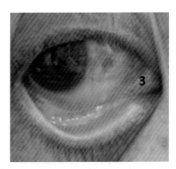

## 病例 2

患者左眼9点钟心包出现根部粗大散乱近瞳属热血丝，提示患者心脏心肌缺血严重，瘀血，并且肺区浑浊黯淡，预示患者心有热、有瘀血、心阳不振，肺有顽痰肺气不利，心肺二者痰瘀互结。

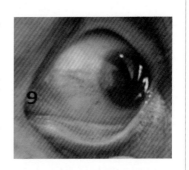

## 病例 3

患者9点钟心血循环区域出现根部粗大散乱血丝提示患者全身血管压力过高，血液循环不好。并且患者整个眼白黯淡无光偏暗青色，预示患者肝瘀毒过盛。

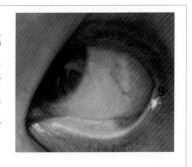

## 病例 4

患者3点钟心包区域出现颜色深红且延伸至肺区血丝，提示患者存在心肌缺血，血液循环差问题。患者肺区浑浊偏黄提示患者肺部存在顽痰。整个眼白浑浊偏青，提示患者肝瘀毒过盛。严重时可能出现心跳过快，甚至长时间睡眠质量下降问题。

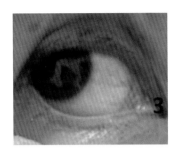

## 四、健忘血少忧郁而成

忧虑者伤心，心藏神，则神伤。思虑者伤脾，脾藏意，则意损。哭忧者伤肺，肺藏魄，则魄散。综合上述，如果一个人忧思过度，实则损伤心包，亦是损伤神意，以致神舍不清，转眼即忘。从五运六气来讲，心火衰弱，必借木气，久借木气亦伤，木气既伤，木损水亏，肾志也必然受损，以至于五脏六腑败坏，百病丛生。所以我们用归脾汤来治，酸枣仁在30g以上，当归在20g以上，炙北芪在60g以上效果明显。

## 病例 1

患者9、10点钟方向出现散乱细小的血丝，血丝颜色淡红，说明患者心包区域受风毒影响而损伤，且存在心阴不足。在心包区与肺区之间有一颜色较黯的区域，说明患者心肺间存在瘀血。

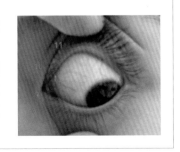

## 五、癫狂者分心肝之热极

癫狂者直接开篇点名病位在心与肝。心藏神，主血，行血。这三个功能如果被破坏，会出现神与外界脱离联系，不能主导血液运行，出现神昏神乱；肝藏血，藏魂，肝没有足够的血液，也会魂飞魄散。能把神魂意魄志留在身体里的是血。心肝为什么会热极？就是因为阴血极其不足，导致阳盛阴虚，反观就是心阴血不足，肝气热，也是阴血不足。阴血不足就会引发心肝的系统崩溃，既然心肝出现血液供应不足，说明脾胃无法从食物里面吸收足够的血液。开始还能从先天来汲取血液，用肾的先天之精转化为阴血去补充到心肝，早期还能补足一下，到后面肾精也不够，就会出现眼眶发黑、耳聋目昏。所以，不仅要补肾精，还要补精血。癫多喜，喜则气缓，喜多伤心，狂多怒，怒则气逆，多怒伤肝。这些情绪到一定程度才会转变成脏腑的功能失司。通过五行我们可以判断病情走向，心肝脾肾都伤了，那肺还能正常吗？气之主为肺，所以在这里用到人参，能大补元气。脉浮大者吉，浮本身代表气虚，大脉代表还有力，证明还有血液，还有的救。但是到了沉细，代表阴血即将耗尽，很难救。此时用天麻祛痰，补益肝肾，补回肝肾之精。黄连清心肝之火。

癫宜清心养神，宁志化痰汤主之，痰在心、脾、肺里，茯苓、陈皮、半夏进肺脾心经，石菖蒲祛痰、醒脑开窍、开阳。菖蒲根更进肝肾，还起到预防肝肾水湿太过的作用。

狂宜祛风除热，可用防风通圣散，排宿便祛热。病因是因为某项活动思虑过度、忧虑过度、情志波动，导致脏腑功能失司，伤阴血，气郁化火，火动生风，并且痰湿内生，风痰互结，导致心神与肝魂活动失常，出现症状。心区胸口壁、期门、章门穴附近会有很明显的青筋，可以点刺，或者拔罐放血。第一阶段化痰清热，第二阶段补心、养血安神补先天之本。第三阶段用八珍+香附、砂仁补后天之本。

## 六、痫症者寻痰火之重轻

痫病因为痰、火、惊，惊伤肾，肾属水，伤了水就产生痰，如果这时候痰聚结成块，即阴性物质把某个地方侵占，那么它所包含的气就会郁而化火。既然有痰，就用二陈祛痰，有火就用黄连，二陈汤加胆南星变成导痰汤，加瓜蒌凝固结块的痰液也能消除。如果还不行，可以加苏子、白芥子，特别用药是白芥子，如果痫症病人有皮里膜外能看到的脂肪瘤，这种情况都可以用白芥子。寻痰寻火分多少治之，无不遇着。羊癫风、疯狗症就是用胆南星，病人不断颤抖发振，必定有风，里面的气郁化火，助大风力。担惊受怕、发怒，也会引发突然的气机不通。这种痰火和惊与怒在一起，有痰者必用吐药，我们可以用皂角。吐完之后用安神丸。安定必定用朱砂，以前的朱砂是通过水飞来的，朱砂本身没毒，烧过之后才有毒，属于平肝之药。安神定惊的药还有茯神、合欢皮、龙骨、牡蛎；如果是怒，可用柴胡、青黛、薄荷、川芎。安神丸朱砂加当归，填补心肝之血，用生地来补血凉心，入肾补肾，用黄连清热泻火，坚肾之阴。

---

**病例 1**

患者1点钟方向出现一条深黑色的血丝，近瞳属热，巩膜下陷，表示肝血不足，内有囊肿或结节，痰瘀互结比较明显，说明患者内有瘀血和痰块。

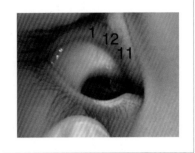

---

**病例 2**

患者6-8点方向出现一连串的血丝，色淡浅，近瞳属热，表示患者中下焦湿热化毒，并且有肠风，表明患者平时饮食不节，痰湿为重。

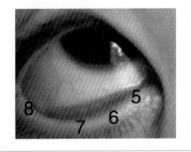

# 第九篇 便浊、汗出、心痛、疝气、肋痛、头风

## 一、便浊有赤白之异

便浊，指的是小便里面有浊质。一般小便是比较清的，没有太多的尿臊味，不会起泡。我们理解的浊是各种淋证导致的便浊：第一个是血淋，就是血和尿混合在一起，血热则赤。血淋属尿隐血的一种，尿隐血最开始的颜色是深黄色，再到隐血+++会变成铜红色，这个血热也好，到后面说的气热也好，热淋对标到现在就是我们说的气淋，是郁热导致的，郁在膀胱。为什么无端端会郁在膀胱呢？因为膀胱属于足太阳膀胱经，有三分阳气，如果这三份阳气都走不动的时候，就会爆发郁证。

与足太阳膀胱经联通的上一个经就是手太阳小肠经，那个热是手太阳小肠经加给他的，小肠的职责是分清泌浊，收纳胃传过来的物质。小肠主液，在这里精微物质会形成比精还要浓一点的液，小肠为什么会出现功能失常呢？最主要的就是饮食消化系统，吃多了小肠马上郁热了，吃的东西热小肠马上就热，因为胃只是腐熟受盛，但要靠小肠功能来进行有效地吸收，小肠把不需要的东西传到大肠膀胱排泄。饮食一进入小肠之后会进行一个精细化的分类，但如果他这个传递工作出现工作量过大，就会罢工，消化物堆积在那里就会发热。这个热只会往两个方向走，第一走大肠第二走膀胱，都无路可走就会走到心。所以膀胱之结

也，从每一个腑的功能入手，后面要跟一句饮食积滞，小肠之热。有没有无端的气滞？有，突然受寒，小肠受寒、腹痛，为什么受了风寒之后肚子会一阵阵的痛？是因为寒进入肚子，寒主收引，气的容量从100到50，像高压锅的原理，气必定会发热。所以治疗腹痛的第一个应用的组方是平胃，要把饮食清出去，再加白芍清热。

如果是饮食导致小肠的热，没有被外寒困住的，是直接可以往大肠膀胱去走的，就是大便和小便。如果饮食辛辣刺激湿热的，大便水湿，小便黄赤，是饮食直接导致的内热。热原本是3分，阳气+饮食的热+膀胱3分的热全去膀胱变7分阳气，所以膀胱之结，血热则赤，气热则白。白就是我们说的石淋、膏淋、因为它在膀胱里变成膀胱结石。直接三金排石汤，鸡内金海金沙金钱草，如果石头很大加三石排石汤。

这样我们就找到了便浊的源头是饮食、小肠有热、膀胱热结，这些都需要处理。石莲子、黄芩、车前子是气分利水的药，地骨皮清血热、主要是清气分热结的比较多。萆薢分清饮，也都是气药，血分的基本上没有用到，不同角度去看，可以加上大黄和平胃散去解决饮食的问题。

**病例1**

6点钟方向：血管淡红细小近瞳，根部见细小血丝，代表患者胃、十二指肠区域有热。胃区先有寒，因胃寒导致食物运化不畅积聚在胃脘，积食化热。常见有慢性浅表性胃炎、胃脘胀满、消化不良等消化系统疾病；眼睑部分苍白，代表患者有贫血现象。
虹膜模糊不清，代表患者肝
肾亏虚。

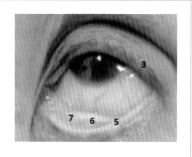

5点钟方向：血管淡红细
小近瞳，并横跨至肺区，代
表患者泌尿生殖系统有热，
血运不畅无力，膀胱气化无
力，肾水不足，子病及母，导致肺金不足，身体津液运化
失司。常见有尿频尿急、尿痛、小便淋沥点滴不尽等病。

## 病例 2

9点钟方向：血管淡红散
乱，近瞳，巩膜泛见淡黄色
雾斑，代表患者心包热极，
热传至肺区及大肠区，心火
旺热传至肺及大肠，常见有
心悸胸闷，咳嗽气喘，口干
口苦，便秘、大便干结。虹
膜边界模糊不清，代表患者肝肾亏虚。

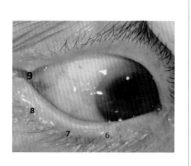

## 病例 3

6点钟方向：血管淡红
细小，略有分叉，近瞳，代
表患者胃、十二指肠区域有
热，血运不好，而且病情有
向其他地方蔓延的征象，常
见病有慢性浅表性胃炎、消

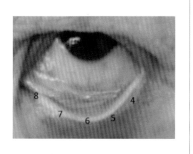

化不良等。

　　7点钟方向：血管淡红而细，近框，根部粗大，代表患者大肠有寒，而且时间比较长，常见有慢性腹泻、肠炎等。

　　5点钟方向：血管淡红细小，近瞳，横跨至4点钟方向，代表患者小肠有热，热移至生殖泌尿系统，常见病有消化不良、小便疼痛等。

## 二、汗出有自盗之名

　　自汗是无时无刻都会自己流出来汗的，且流的量比正常多，而且这个汗像洗澡，把脉的时候皮肤黏黏的，这表示汗已经很大了。自汗是病人70%的汗都在头颈上，20%左右在胸部，10%在下部腿上。一动即出，并且是冰凉的汗，自汗的病人都是出凉汗。夏天只有开着很大的空调才不会出汗。第二个还要看额头，一看到额头非常的光，像镜子一样，即油脂分泌特别旺盛。这是个分别点，临床上我们不止摸脉，还要望诊。

　　顾名思义，盗汗是指晚上睡觉的时候像小偷一样出汗，睡醒后整条被子湿了，很多的小孩子会这样，比成年人还要多。小孩是纯阳之体，盗汗大部分是受冷、受寒引起的，比如吃了寒凉冷冻之品，进到脾胃滋腻湿邪会变成湿热，一旦发出都是瘙痒无比，这个湿邪最喜欢跟寒在一起，如湿疹、荨麻疹、口臭等。小孩子只要舌苔是厚的，肯定是以前脾胃中伤寒邪，还特别容易冒汗，湿热困于内，越到子时或者丑时，阳气越无法入内。误以为小孩子都是虚热，实际小孩子是纯阳之体，晚上阳不入内，阳气分布四肢，所以小孩子特别容易踢被子，而且越是出汗越是踢被子。阳不入内，久而久之，阳气不归于心，心火不生就不容易长高，身体就差了，种种问题随之而来。记着补中益气的主方，麻黄根与浮小麦是一对，升麻加柴胡是一对，（柴胡用蜜水炒）。当归六黄汤用黄柏、黄连、黄芩，可以清掉三焦热火之邪，还能利用黄芪固涩的功效。

## 病例 1

　　该患者12点钟脊柱方向出现较多散在血丝，颜色较浮浅，一直延伸到膝盖跟脚的位置，膝盖处有瘀点，提示脊柱不适，脚的血管偏细应该是虚证，可能脚有酸胀感，膝盖可能是以前损伤过，没处理好，现在还有瘀血。3点钟心包方向出现较多的散乱血丝，颜色较深，螺旋较多，一直延伸到肺区。肺区有一块暗影，提示心包不适时间比较久、病情较严重；肺有积痰，且最近睡眠较差。9点钟心脑血管循环方向出现较多的散乱血丝，颜色较浅，血丝较细，表示心脑血管循环不佳，有堵塞，且时间较久。6点钟胃方向出现两条较粗大血丝，有瘀点，提示胃部有不适，有胃炎，以前有过胃出血。眼睛总体较浑浊，表示体内有湿气。

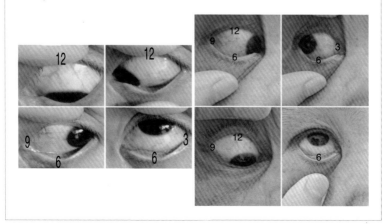

## 三、九种心疼痛在胃脘

心疼，即胃脘疼也。心痛其实就是上腹部的胃脘痛。古云心痛有九种：一虫、二疰、三风、四悸、五饮、六食、七寒、八热、九去来痛。（以前对于疼痛的分析都很笼统，第一种"虫"就是类似于胆囊蛔虫，第二种"疰"就是躺下时突然痛一下，一般是早搏，临床考虑就是瘀血）。予考其言，虽有其名，而无其注，故医者认治不真。子既知之，敢不开示后学。

夫虫疼者，懊憹不安、口吐清水、面多蟹爪纹路，用白矾、雄黄、槟榔为末，汤水调下。虫痛可以用白矾、雄黄、槟榔。

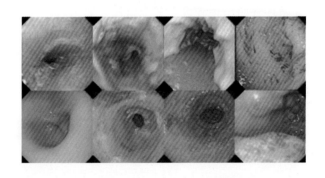

疰病者，平日无心痛之症，忽然作痛，妄言谵语，脉来乍大乍小，用银花一两水煎服。疰痛是平时没什么感觉，只有偶尔痛，特别是晚上，这大部分是瘀血导致的。

风痛者，因暑天露卧，风邪入于脾中，脾痛连心，上下不定，多兼呕吐，用藿香正气散。风痛，就像中暑的阳暑悸痛者，其痛不甚，但觉胸中隐隐然如痛之状，此因惊风乘心也，治用二陈汤加茯神、远志、黄连、积实、当归。心悸隐隐作痛，二陈处理痰湿，后面几味处理积食。这个方子气、血、痰、食都处理了。

饮痛者，因痰饮留于胃脘，阻塞气逆，故作痛也，其人眼下必如灰烟之染，胸中常如冰水之停，甚者以滚痰丸下之，轻者以导痰汤加苍术、香附、川芎。

食痛者，胸中痞满，或嗳气吞酸，恶闻食气，用平胃散加枳实、山楂、莱菔子、神曲、麦芽之类。

寒痛者，客寒犯胃，其痛大作，四肢清冷，六脉沉迟，蟠葱散主之。

热病者，积热在胃，心烦身热，大小便不利，二陈汤加栀子、黄连、川芎、香附。

去来疼者，时作时止，面赤口渴，瘦人多有此病，乃胃火作痛也，四物汤加栀子、香附、陈皮。

### 病例1

患者8点钟方向生殖器区域出现散乱近瞳血丝，提示患者下焦长期受到风、湿、热瘀毒影响，存在湿热瘀毒、长期生殖器痒，严重甚至存在小便不利等症状。患

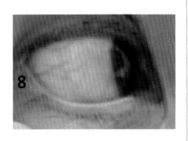

者整个眼白呈现青色，提示患者肝瘀毒过盛。

**病例 2**

患者7点钟大肠区域出现弯曲严重颜色深红血丝，提示患者存在大肠炎、大肠息肉、大肠积食无法排出。6点钟胃十二指肠区域出现细小血丝，提示胃、十二指肠存在慢性胃炎肠炎。

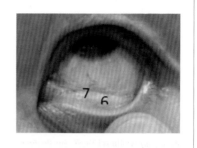

**病例 3**

患者9点钟心血循环区域出现浑浊散乱粗大血丝，末端出现瘀黑点，提示患者全身血液循环压力过高，瘀黑点代表心脏瘀血积聚厉害，痰湿严重。患者瞳孔出现虹膜脱落现象，提示患者肝瘀毒过盛，肝郁太过。

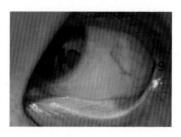

**病例 4**

患者6点钟胃、十二指肠区域出现弯曲近瞳并向小肠方向延伸血丝，提示患者胃、十二指肠存在长期慢性胃炎、胃息肉、胃溃疡和十二指肠肠炎等病症，血丝向小肠方向延续提示病情向小肠蔓延。患者瞳孔出现虹

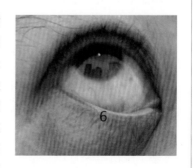

膜脱落现象，提示患者肝瘀毒过盛，肝郁。5点钟大肠区域出现近瞳属热弯曲严重血丝，提示患者大肠存在炎症或有积食。

## 病例 5

患者6点钟胃、十二指肠区域出现根部浑浊近瞳属热血丝，提示患者胃、十二指肠有热，存在积食严重，甚至出现慢性胃炎肠炎、胃息肉、胃溃疡等病症。患者眼白浑浊偏黄，提示患者整体湿热湿毒过盛。瞳孔出现

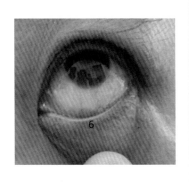

虹膜脱落现象，提示患者肝瘀毒过盛，肝郁太过。

## 病例 6

患者9点钟心包区域出现根部粗大浑浊散乱血丝，提示患者存在心肌缺血、心阳不振、心瘀血问题，可能出现经常心悸、心慌、胸闷甚至长期睡眠质量下降的症状。患者肺区浑浊偏黄，提示肺中痰火厉害，心肺痰瘀互结严重。

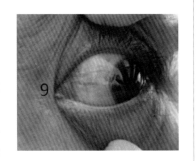

**病例 7**

患者3点钟心血循环区域出现大面积散乱浑浊血丝，提示患者全身血液循环功能差，全身血管压力过高，瘀血严重。患者肺区呈现黄色斑块，提示患者肺顽痰过盛，肺气不利。而且瞳孔出现虹膜脱落现象，提示患者肝瘀毒过盛，肝郁太过。

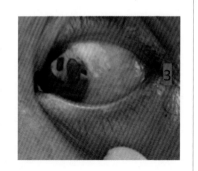

## 四、七般疝气病在厥阴

七疝者，寒疝、水疝、血疝、气疝、筋疝、狐疝、癞疝也。张子和论之详矣。丹溪谓"疝专主肝经，与肾经绝无相干"。除了肝经以外，还跟带脉有关系，很多人以为是绕着腹部一圈，其实是绕着腹部往小腹腹股沟方向凹下去相似的一个位置，与肾经绝无相干。多因肝经湿热下注，不得泻，湿从寒来，单用祛湿清热的药不能解决，必须加温热类的药才能把湿热解决。或为偏坠，或为疝痛。笔者曾制一方，名三捷汤，以治之，不过三四剂即奏神效，百发百中，无不应验。

三捷汤包含青皮、官桂、归尾、槟榔、小茴香、荔枝核、香附、姜等一类温热药，黄柏、木通、茯苓等利水药以及当归尾等补血药。想去湿热，需要用很多有温阳利气特性的温热药，湿气就容易被祛了。就像壶里面装着热水，里面是又湿又热，但把整个热水倒掉，湿热会随着水一起走掉，所以要用到黄柏、木通、茯苓等利水药，因为血水同源，利水的同时要加一些血药以免利水太过。肝是存血的地方，如果肝血丢失太多就变成湿热，寒气入内也能把血变成湿热，如果血变成了瘀血，最后就会变成了脂肪肝，到最后整个肝就变成黑黑的肝硬化。所以前期的脂肪肝一定要处理，要不然就是衰竭的过程，到最后甚至变成肝癌。

气是痰饮、水湿、血、饮食这些物质动力的来源，有气来了就会动，一动起来这些病理产物就没了。

**病例 1**

　　3点钟心包方向，眼白区域黄染，提示心肺痰浊阻滞，泪阜色红饱满，提示心火旺，血丝根部泛红，近眦属寒，提示心血不足、心火虚浮，可能存在思虑过重、缺少休息、肝郁化火、失

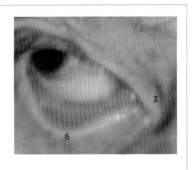

眠多梦、烦躁不安、头晕欲吐、头昏不清、视物不清等问题。

　　虹膜肝区，边缘退缩，呈现"过渡带"状，提示木气衰退，可能存在肝功能受损，化验检查可能查出，如脂肪肝、肝囊肿等问题，还可能有精神不振、肢体关节活动不利、手足蠕动等问题。若逢情志不遂可能出现疝气。

**病例 2**

6点钟胃肠区域，眼见一片血红，提示下焦火盛，血丝近眶属寒，根部暗紫，提示胃肠存在长期炎症，溃疡等问题，且眼白黄染，下焦湿毒盛，可能存在腹痛、口臭、便秘、大便黏滞等问题。

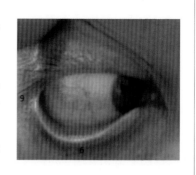

9点钟心血管循环方向，眼见一片浑浊，提示心肺湿痰阻络，周边血丝暗红，提示心血不足，内有瘀堵。因木气不振，心气有余，可能存在思虑过度、工作压抑缺少休息、暗耗心血等问题，患者常出现失眠多梦、头昏不爽、偏头痛等疾病。若情志受抑以致气血不畅，可能出现筋疝。

**病例 3**

3点钟心包方向，见暗红散乱一片血丝，提示心肺有风痰瘀阻，血丝近瞳，提示心包积热，可出现失眠多梦、心慌、心悸等问题，血热血少生风入肝可能偶发惊厥抽搐。

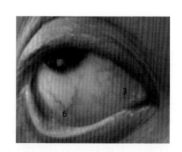

6点钟胃肠方向，见粗大红血丝，提示胃火亢盛长久，可能平时饮食较燥热，熬夜等情况，症见吞酸嗳气、胃胀不适、胃气不畅，可能出现气疝疼痛。起因是肝气郁滞，肝盛犯脾，气机不畅，从而引起口干、口苦、口臭，胃镜检查报告可能有胃息肉。

## 五、胁痛有两边之别

两胁属少阳胆经，其间或痰饮流注，或瘀血停积，而气不得运行，故作痛也。痰者，脉弦而滑。血者，脉弦而涩。有痰者用陈皮、茯苓、瓜蒌、甘草、枳壳、柴胡、白芥子、竹沥、姜汁。有瘀血用当归、赤芍、桃仁、红花、柴胡、官桂、香附、没药。如肝火作痛者，加黄连、龙胆草。如食积作痛者，加麦芽、砂仁。主要病机要抓住不通则痛，有痰者脉滑；有血瘀者脉弦数而有力，脉总体是有力的，能源源不断地透到指尖，弦而滑证明里面的能量很足。只要脉弦而滑可以用力度大点的药，如白芥子，祛痰破痰力度大。祛痰湿需用热药，如陈皮、枳壳、白芥子、姜汁，只有这些偏热的药才能燥湿化痰。数而有力表示气堵在一个地方，有热气滞；涩脉迟而无力，表示心脉有寒。肝脉寒数有力，可以用活血化瘀药，加官桂温阳。气堵在肝可加香附理肝气，疏肝的同时也要行肝气。

### 病例 1

　　患者5、6、7点钟方向，血管细小近瞳，巩膜泛见黄色，代表患者胃、十二指肠、大肠、小肠有热，整体有痰饮湿热流注在中焦区域，郁热化火，引起胁痛。

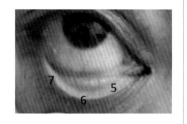

**病例 2**

患者11点钟方向，血管粗大分叉有瘀斑，代表患者脑部有淤，且蔓延至9点钟方向，见一瘀斑，此处代表血瘀在肺区，肺有淤血或有结节，该患者可能常见头痛、胸闷肋痛等。

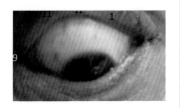

**病例 3**

患者9点钟方向有混浊泛黄红充血血丝状，跨区传变至7、8点钟方向，代表患者心脏血液循环有湿热，且之前有心梗、有瘀血，现在好了一些，瘀血通过小肠、生殖泌尿系统传导，该患者常有胸闷胸痛、小便出血等问题。

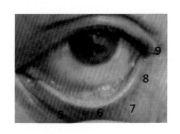

## 六、头风有左右之分

头居一身之上，当受风寒冲击的一刹那，正气有间隙即卫气有空缺的地方，寒邪就侵袭哪里。所以临床上大多数有疼痛的病人，疼痛的地方摸上去会冰冰的，特别是久病的人，冷的地方就是有寒，有的病人冷的地方是一个范围，还会扩散，就像风一样散行。风和寒不分家，寒本来停滞不前，遇到风就会到处游窜，哪里虚就到哪里去。如血虚而风邪乘之，则左边痛，左边以心肝脉血为主，血虚痛。如气虚而风邪乘之，则右边痛，右边以肺脾脉气为主，气虚痛。

脉浮滑者易治，浮就是气虚，气虚为右边，滑为有力脉。肺正常脉为浮短涩，摸到肺脉变成滑脉（迟加有力，迟为寒，有力正气未虚）就是有痰湿，不是肺就是大肠，如果在肺则为结节、为痰，如果在大肠就是痔疮。摸到弦紧有力的肺脉就可判断为病脉，按法治之；如果脾胃脉很有力，也是不正常，除了刚吃完饭，就是脾胃里有食积。短涩者难治，表明心肝里面血都不足，涩脉表示气、血均不足。这时可以用川芎茶调散为基本方调治，血虚加熟地、当归；气虚加黄芪、人参；有痰加半夏、南星；有热加黄芩、石膏；风盛加天麻、蔓荆子。

川芎茶调散：荆芥调气温阳祛寒，有痰必有湿，湿从寒来，所以用荆芥；薄荷调气理气，薄荷在川芎茶调散能用到24g，白芷能去寒胜湿止痛通鼻窍；防风能祛风散寒；炙甘草补益五脏；细辛温阳化饮，能去风湿；羌活能燥湿祛寒。苍术入太阴经，黄芩入少阳经，羌活入太阳经，头风如果到了颠顶则加藁本去川芎。

## 病例 1

患者12点钟方向有根部粗大黯红色蛛网血丝并延伸至近瞳处且有瘀点，说明患者有顽固陈旧头风，可能有长时间的颈肩部疼痛，且腰部有瘀血，可能出现腰部酸胀不适。患者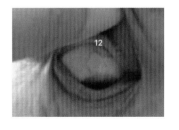肝区虹膜边界变蓝，说明患者可能有脂肪肝或者肝囊肿。

## 病例 2

患者12点钟根部有浅红色雾斑，说明患者头受风寒，可能出现头晕、头痛等不适症状，血丝延伸至近瞳处且有瘀点，说明患者可能有双膝关节不适疼痛等症状。

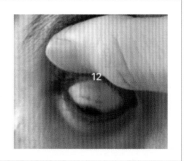

## 病例 3

患者12点钟方向有散乱黯红色蛛网血丝并延伸至近瞳处，伴有瘀斑瘀点，说明患者有头风，瘀斑伴瘀点说明血瘀病程长，且部位在右下肢，说明患者右下肢有可能出现疼痛不适等症状。

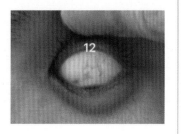

# 第十篇 腰痛、腹痛、痿症、痹症

## 一、腰痛肾虚而或闪挫

　　腰者肾之府，一身之大关节也。如房劳过度则肾虚，闪挫则气逆，负重损伤则血凝，睡卧湿处则受寒湿，此皆为腰痛之因也。腰痛可能是肾虚而或闪挫。腰痛跟伤肾有很大的关系。

　　腰痛也离不开气血痰食，房劳过度则肾虚，这里虚的是肾精。原其病形，各有分别。肾虚者，其痛悠悠不已，脉沉弦而大也。像闪挫则气逆，通常闪到腰了，其实很多都是腰的气逆、气滞。像负重损伤者血凝，其实也就告诉你，这是血液系统的血虚，属于血淤血堵塞的问题。

　　睡卧湿处则受寒湿。腰、肾不仅里面会出问题，它还会受外部邪气的影响，就是比如说在阴凉的地方睡了一个晚上，或者长时间在阴凉的地方吹空调，受到外邪、寒湿的影响，那么这些都会造成腰痛。肾虚者急痛绵绵，就是一直在痛着，脉象沉弦，即血虚。

　　闪挫者，俯仰艰难，脉沉弦而实也。血凝者，痛如锥刺，日轻夜重也。脉沉，也是血虚。弦脉，数而有力，但是这个弦就是微沉有力相当于比上面那个弦而大稍微好一点，没有那么虚，但也是受影响的，因为闪挫都是伤到气，然后再到血伤，就是一步一步地来，然后日轻夜重。我个人认为就是白天的时候，人的气血比晚上运行快。

　　湿热者,小便黄而大便溏,脉沉弦而细数也。寒湿者,遇天阴及久坐而作痛者是也。肾虚用当归、熟地、枸杞、牛膝、杜仲、茴香、知母、黄柏、续断、独活之类。闪挫用茴香、木香、川芎、官桂、砂仁、枳壳之类。血凝用归尾、桃仁、红花、苏木、乳香、没药、肉桂、元胡、独活之类。湿热用茯苓、白术、陈皮、防己、知母、防风、秦艽、羌活之类。寒湿用川芎、当归、桂枝、附子、杜仲、牛膝、白芷、苍术、独活之类。

**病例1**

　　12点钟方向有暗红细小血丝且靠近瞳孔处有蛛网,说明患者脊柱区以及腰部瘀血严重,可能出现腰部酸痛不适并连带到腿脚。11点、1点钟方向血丝散乱,说明患者有头风,会出现头晕头痛。

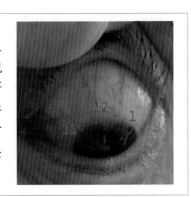

**病例2**

　　患者11、1点钟方向出现血丝,颜色陈旧、弯曲、散乱、脉络深沉、底部浑浊且在11、12、1点钟方向血丝的末端都存在瘀点,以12点钟方向的尤甚,说明患者双肩、脊柱区域、双膝存在疼痛,且以腰

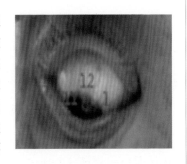

骶部为甚。脉络散乱，说明患者肩部及脊柱区域受风毒影响，以颈胸段为甚。12点钟区域近眶处颜色偏黑，患者整体受淤血影响严重。

## 二、腹痛寒气而或食停

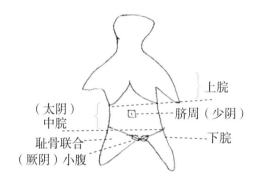

上脘

（太阴）
中脘

脐周（少阴）

耻骨联合
（厥阴）小腹

下脘

绵绵痛而无增减者，寒也，用手摸一摸肚皮，摸下去冰凉的，用附子理中丸。摸下去热热的温暖的，发作时做时止，可以用木香丸。拉后痛减的为食积。痛有定处不移动者，死血也。痛时小便不利，得辛辣物，痛暂止者，痰也。痛而腹中有块起，急以手按便不见，恶心清水出者，虫也。或先食热物，后食寒物，而作痛者，冷热不调，可以用半夏泻心汤。又有真腹痛，痛时脐上青筋上贯于心者险，人中黑者危。如果是女性患者，她的瘀血必定堵在中下焦。脉细而迟者吉，脉大而急者凶。腹痛总的用方原则还是以平胃散为基本方，不管是哪个部位的腹痛，先用平胃散把胃清空，再用白芍止痛，酸敛阴柔之性大补阴血；热性加白芍黄柏，清热而养血；痛甚加炒干姜增加行气力度。死血加归尾、桃仁、五灵脂、延胡索之类以活之；湿痰加南星、半夏、香附、茯苓、枳壳、木通之类：虫痛加使君子肉、苦楝根皮：冷热不调加芍药、桂枝、大黄。凡腹痛连于胁痛，手足冷，脉伏匿者，什么脉都摸不到，到骨面才能摸到一点点的那种，多是痰、食所致，宜用烧盐汤探吐，木郁达之。

## 病例1

患者眼睑苍白，有贫血，血虚现象，血红蛋白偏低，"不荣则痛"，血虚不荣，难以温通血脉，故而寒凝作痛。6点钟方向血丝近眦细小色淡，偏青色，代表患者脾胃血虚，有寒，常见有腹痛现象。

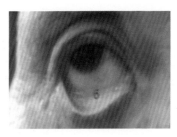

## 病例2

患者眼睑有明显红斑，下眼睑属脾，说明脾胃有损伤，有胃炎正在发生，故多有腹痛，消化不良现象。6点方向，血丝近眦偏细小浅淡，代表患者脾胃有寒，寒气凝而腹痛。5点方向血丝虽近瞳，但细小浅淡，说明小肠有虚寒，常有腹痛现象。

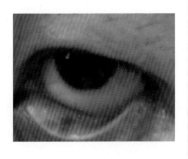

## 病例3

患者3点钟方向有根部偏粗大浅淡血丝，白睛有青色，说明患者心包区有寒且偏虚，提示心血运行无力，故整体多寒，身上易寒凝有痛，常见有腹痛、心悸现象。

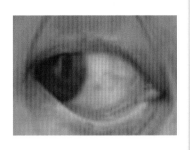

## 病例4

患者6点钟方向血丝近眶细小浅淡，说明患者脾胃区有寒，偏虚，常见有腹痛，喜热饮。5点钟方向血丝色暗近瞳，根部较粗大，说明患者大肠多有瘀有热，常见有痔疮、便血。3点钟方向血丝近瞳有弯曲，说明心包有热，常见有心悸。

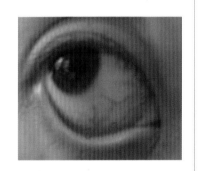

## 三、痿症不足与湿热

痿证的治疗用内服中药+外治针灸，效果会很明显。心主脉，肾主骨，肝主筋，脾主大肉，肺主皮肤，任何一个脏腑使用过度都不行。这个病跟个人生活习惯关系很大。药方按照五运六气归经来配伍。痿证在临床上起效比较慢，还需改变生活作息规律，坚持调理服药。

**病例 1**

患者3-6点区域，布满黄浊团，血丝多近瞳，说明患者脾胃大肠心包区多痰湿、有热、湿热侵润，常见有肢体困重、痿软无力，尤以下肢或两足痿弱为甚现象，此为痿症之表现。

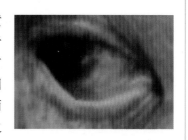

**病例 2**

患者9点钟方向血丝近瞳偏暗贯瞳，说明患者心血循环系统弱，有热，巩膜交界处泛青黑睛混浊，说明患者肝血不足，常见肢体困重无力。

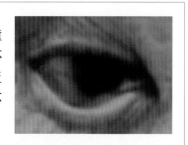

## 四、痹症寒湿与风乘

痹症就是寒与湿加上风邪。风、寒、湿三气杂至合而为痹。风多则走注，寒多则掣痛，湿多则重着。这就是六淫的特色。

风、寒、湿气侵入肌肤，流注经络，则津液为之不清，或变痰饮，或成瘀血，闭塞脉管。故作痛走注，或麻木不仁，宜用通经止痛汤。通经止痛汤方：胆南星、威灵仙、白芷、黄柏、川芎、桃仁、龙胆、神曲、防己、桂枝、红花。记住中药使用方面分气血痰湿四大类，就可以区分是气药、血药、水药还是食药了。

**病例 1**

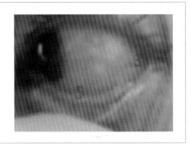

　　患者3-5点钟方向血丝散乱混浊，说明患者心血循环系统不好，生殖系统有风夹湿，常见表现为下肢肿大、疼痛、排尿混浊、不畅。

**病例 2**

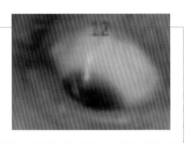

　　患者12点钟方向血丝近眶，色偏青，说明患者头颈受风寒影响，多表现为头颈部疼痛，受风后明显。

**病例 3**

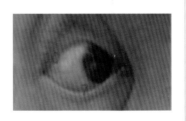

　　患者10-7点钟方向血丝散乱混浊浅淡，说明患者心血循环系统弱，生殖系统有虚寒有风夹湿，常见表现为下肢肿大、疼痛、受寒后明显、排尿混浊、不畅。

# 第十一篇　遗精、黄疸、眩晕、消渴、不寐、多眠

## 一、四种遗精心肾不能既济

既济出自《周易》卦象，水火既济，意思是心与肾的关系，若心在上，肾在下，心火不下注于肾水，肾水不上流于心，那么会形成心肾不交。但脾居中焦，交通上下，若脾出问题，也会出现心肾不交。因此遗精与心肾虽关系大，但与脾胃也息息相关。故房事适宜，切记太过或太少。

遗精有四：有用心过度，心不摄肾失精者；有色欲太过，滑泄不禁者；有思欲不遂，精气失位而出者；有久无欲事，精气满泄者。此皆因心肾不接，水火不能既济，以致有此。遗精有四种情况，一种是心脏有问题，一种是时间短，射精滑脱了，一般都是纵欲过度，或者很久没有行房事，大多都是因为心肾的问题。

梦中交合而泄精者，谓之梦遗，此神志不清也，二陈汤加人参、枳实、远志、茯神、酸枣仁、辰砂、砂仁。或随溲溺而出者，谓之精滑，此房事过多也，八珍汤加知母、黄柏、五味子、山茱萸、牡蛎、龙骨固涩精滑。意思是在睡梦中神志不清的时候泄精的人，称之为梦遗。用二陈汤清痰，人参、枳实调气，远志调血、水，酸枣仁调血，辰砂、砂仁调胃气。若大小便时出现射精，就是滑精，这是房事太多了。

青少年很久没有性行为，如果小便时发现生殖器有拉丝凝固样的物体精子，则拉得越多身体越虚，治宜清心滋肾健脾固脱，九龙丹治之。

### 病例 1

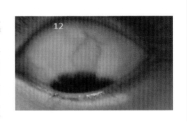

患者12点钟方向脊椎区域有一根粗大弯曲的血管向瞳孔分叉蔓延，依据"脉络弯曲别轻重，色深色浅辨虚实，更有粗细络可寻"，提示患者脊柱段出现不适症状，会出现腰部酸累、双腿发软等症状。

### 病例 2

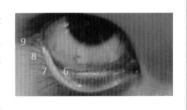

患者8点钟生殖系统反映区黄浊，并出现一条弯曲鲜红的血管往9点钟心脏血液循环区域蔓延，依据"脉络浑浊为湿毒，曲张怒张病急重，延伸跨域为传变"，提示患者生殖系统出现病变，具体表现为：患者尿黄、排精疼痛、遗精、早泄、阳痿、尿频、尿急、尿不尽等不适症状。

## 二、五般黄疸湿热熏蒸而成

一般眼睛发黄、脸黄、身黄的一种或两种以上证状出现，都可以判断为黄疸。临床上病人眼睛发黄，肝肯定有问题；眼睛脉络乱，在黄色中央大肠部或肝区会有明显的黑色部分。丹溪认为临床中黄疸的问题不用分得太明细，主要问题出在肝、胆，黄疸发病的原因与造曲时湿热熏蒸日久发酵变色的道理一样。在方药中加入茵陈、黄芩、黄连、栀子等祛胆热利湿的药物，有时还需用到夏枯草，其用量一般在15g以上，配合利水。如果寸口无脉，则病情比较危重，提示脏腑衰竭，基本已经无法医治。

## 病例1

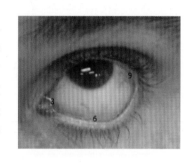

3点钟心包区方向，见浑浊一片，提示心包到肺湿堵瘀毒，见暗黑血丝，提示心包存在缺血或有瘀，近瞳见虹膜剥落，提示肝功能衰退，可能有脂肪肝、肝炎等问题。

6点钟周围胃肠方向，见浑浊一片，提示下焦湿热症，见暗紫脉络，提示有慢性胃炎、肠炎甚至有痔疮。女性患者要注意一下妇科问题，是否白带异常。9点钟心血管循环方向，见浑浊一片，提示心肺痰湿阻滞有瘀毒，症见失眠多梦、口干口苦、小便赤黄。

## 病例2

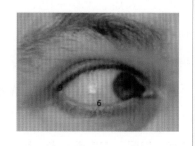

6点钟胃肠区方向有一片黄染带怒张血丝，提示下焦积聚湿毒严重，已演变成包块，触诊可触及。近瞳见虹膜剥落，提示肝功能衰退，可能有脂肪肝、肝炎等

问题。

9点钟心血管区方向，一片浑浊，提示心肺两脏皆有湿毒，平常见咳黄色脓痰。

## 病例 3

3点钟心包区方向见浑浊一片，提示心包到肺湿堵瘀毒，见暗黑血丝，提示心包存在缺血或有瘀；近瞳见虹膜剥落，提示肝功能衰退，可能有脂肪肝、肝炎等问题。

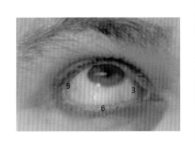

## 三、眩晕者无痰不作

痰从何来？脑为髓之海，脑髓属于水，当脾运化失司，水变成痰湿水饮。脑海里面的髓是通过肾精与脾气的升清转运到脑部，通过脾的运化让肾精能上达脑部，如果髓海不足，肾精无法上达头颅，上达的反而是痰液。精少则髓海不足，脑转耳鸣；痰多则眩晕长瘤。无痰不作眩，痰因火动，这个火是气郁化热而来，热极成火毒，火毒盛生风，木生火，火化风。予考眩晕者，多因房劳过度，肾精亏虚，精去髓空，火气上炎，故而头眩目暗而晕倒也。滋苗必固其根，此治本之法也。如果胸中有痰，晚上睡觉打呼噜，喉间痰鸣，肯定容易头晕，可用二陈汤。人有吐血过度、崩漏、产后而晕者，可用独参汤补血益气。六味地黄丸中熟地、山萸肉大补精血，将血液收回至心脏，山药行脾补气，入肺肝肾三条经络，丹皮逐瘀凉血，茯苓行气健脾利水，可以用到50g以上，泽泻助茯苓把痰湿水饮排出。

**病例1**

患者12点钟方向出现多条细小弯曲血管向瞳孔蔓延，浑浊，近瞳属热，色红，头部不适放射到颈部，说明患者头部不适或眩晕，有风走窜，并有瘀血。

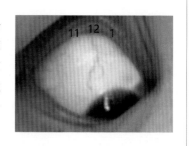

**病例2**

患者12点钟方向有根部散乱浑浊色淡细血丝，说明患者头部有堵塞，血管不通；11点钟方向血丝向眼球中部集中，说明患者头部有风邪，可能存在眩晕等不适。

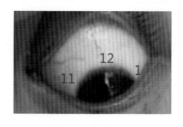

## 四、消渴者无火不生

消渴类似于西医当中的糖尿病，但在临床当中消渴不等于糖尿病。现代的糖尿病多食、多喝、多尿、消瘦，但现代糖尿病还有肥胖型的。以前多饮而少吃，小便正常，现在多饮多吃多拉。中消的多吃一些，小便黄赤，量少。下消——小便浊淋如膏，但没有吃喝的问题。能吃的人，属脾弱胃强，气血痰食皆堵在脾胃，郁而化火，上可攻心，下可烧肝肾，必发痈疽背疮，火在哪里，痈疽也会长在哪里。前期能吃，但后期不能吃了，因脾胃积热。火热之气已经煎熬了脏腑，把血液熬干变成瘀血，需要用四物汤滋阴逐瘀活血，补回熬干的血液。瘀血严重的重用赤芍，火热严重的可换白芍，根据瘀血程度来判断火热的程度。上消加人参、五味子、麦冬、天花粉，煎成后兑入藕汁、人乳、生地汁，饮酒之人加生葛根汁。中消加石膏，以降胃火。临床中，精瘦的人多以中消为主。下消加黄柏、知母、五味子，以滋肾水。

## 病例 1

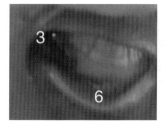

3点钟心脏血液循环区域，血丝色暗有瘀，眼白暗黄，提示寒湿壅盛，可能出现心慌、心悸、胸闷、胸痛、受寒时加重、头昏不清等症状。

6点钟肠胃方向，眼睑色红，又隐隐可见淡黄色，提示胃肠热盛而脾胃气虚，有热而血虚；可能出现腹胀、易疲倦、腹痛等症状。若长久如此，煎熬脾胃之阴，更可导致消渴，症见多饮多食多尿，然精微从小便出，自是日渐消瘦。

## 病例 2

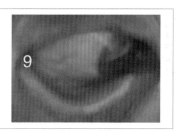

9点钟心脏血液循环区域，血丝近瞳属热，眼白黄染斑驳，提示上焦湿热，可能存在胸闷咳痰等症状。

### 病例 3

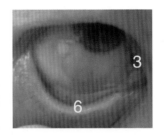

3点钟心包方向，泪阜色浅少血，提示心血不足，可能存在失眠多梦、心烦意乱等症状。

6点钟胃肠区域，血丝有长有短，自是寒热错杂，血丝根部红染一片，胃肠大范围有热，眼白黄染，近眶愈甚，下焦湿热无疑；可能存在脘腹胀满、痞满、呃逆、消化不良、消谷善饥等症状。

### 病例 4

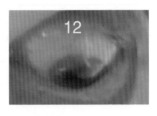

12点钟脊柱区域，血丝根部粗，病久无疑，近眶属寒，呈吸收状，病情向愈，提示缺血，有瘀，可能存在颈肩疼痛麻木；虹膜肝区边缘不光滑，稍有凹凸，提示木气衰退，可能存在脂肪肝、肝囊肿等问题。

## 五、不寐者痰火旺而血少

不寐有三：有痰在心经，神不归舍，而不寐者，用温胆汤加酸枣仁、竹沥、姜汁。

不寐的第一种原因是有痰在心经，神不守舍，心经是藏神的，而生痰就在于脾胃。治疗所用的温胆汤组成是半夏、甘草、枳实、茯苓、陈皮、竹茹。前几味归脾胃，化痰消食，健脾利水，后面两味归肺经，而后加的酸枣仁、竹沥、姜汁就是处理心的问题。

有病后虚弱而不寐者，六君子汤加黄芪、酸枣仁。

不寐的第二种原因是，病后虚弱，这时不要去滋阴补阳，就用六君子加黄芪酸枣仁就可以。

有血少而不寐者，归脾汤。

不寐的第三种原因是血少，这时可用归脾汤。

又不寐者，胆虚寒也，炒枣仁研末竹叶汤下。多睡者，胆实热也，生酸枣仁研末姜茶汤下。

不寐和多睡都和胆有关。不寐就是胆虚寒，其实是阳被郁在里面，表现出急躁易怒，这是因为胆是阴中之阳，而子时是胆经最旺的时候，反而寒气最盛。同样，胆实热也是郁热，只是前一个是生火不足，后一个是克土太过。

## 病例 1

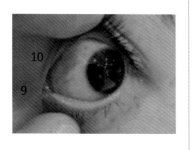

9点钟方向，泪阜不饱满，色淡，根部淡红色，血丝细小近瞳；提示心包区域血虚阳虚，心阴不足而虚火浮盛，且血运不畅，可能存在失眠多梦、心悸心慌、胸闷、四肢冰凉等症状。

10点钟方向，眼白可见瘀斑，提示脑部长期有瘀，可能存在头晕、头痛等症状。

## 病例2

6点钟方向，眼睑色淡，血丝细小，提示脾胃虚寒，消化力差，气血化生不足；可能存在易疲倦，腹胀腹泻，喜食温、胃口差、食生冷或胃脘受凉而腹痛等问题。综上所述，患者上焦有

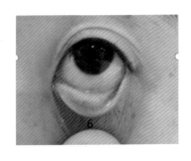

痰湿，心血心阴化生不足，心火虚浮，契合"不寐者痰火旺而血少"的论断。

## 六、多睡者脾胃倦而神昏

脾胃倦，则怠惰嗜卧。神思短，则懒怯多眠。六君子汤主之。

倦怠、懒惰、嗜睡、喜欢躺着，四君子加六君子汤；心脾出问题、心火出问题，胆也有问题，要把气、血、水调理好。

## 病例1

6点钟方向见血丝灰黄，呈吸收状，近瞳属热，眼睑色淡，血色不足；提示既往发生过胃肠区域的炎症、出血或溃疡，现今肠胃消化力差、营养吸收不良、气血化生不足；可能存在乏力、易疲、嗜睡、腹胀腹泻、腹痛等问题。

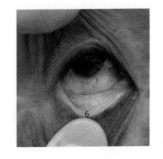

## 病例2

9点钟方向见血丝粗大近瞳属热，肺区可见黄褐色斑块及若干黑色瘀点，泪阜色浅；提示心肺积聚痰湿、心血不足、心火旺、心血行不畅，可能存在胸闷气短、疲倦乏力、嗜睡或心悸心慌胸痛等问题。

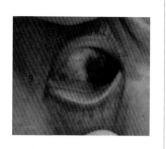

## 病例3

6点钟方向，血丝色浅，隐隐若现，近瞳属热，眼睑色白；提示脾胃虚弱，且有虚火，气血化生不足；可能存在反酸烧心、胃肠振水以及疲倦乏力、嗜睡多梦或心悸心慌、胸痛等症状。

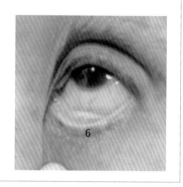

## 病例4

6点钟方向，眼睑色白，血丝近框属寒，眼白泛黄，提示脾胃虚寒，湿浊内生，气血不足；可能存在疲倦乏力、嗜睡、腹胀腹泻、大便黏滞等问题。

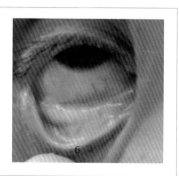

# 第十二篇　大便秘、小便闭、痔、发斑瘾疹、耳聋、目疾、齿痛、喉痹、鼻塞、口疮

## 一、大便秘乃血液燥结

津液少了使血水都会减少。给大肠滋补养血用四物汤，大便就通畅了。大便干结才用大黄、芒硝软坚散结或巴豆等猛药，如果是气血两虚导致大便不通，补气血加平胃散即可使大便通畅。这需要大量用苍术，如果用到45克时患者还没有便意，说明患者大便十分干结，这个时候就要加大黄芒硝。下焦有热的大便出血，应当加牡丹皮清热凉血，出血过多时用荆芥炭、棕榈炭、大蓟、小蓟、地榆等。

### 病例1

患者6点钟方向出现弯曲、怒张、根部粗大、末端存在瘀点的鲜红血丝，提示患者胃十二指肠部位存在溃疡，可能出现过胃出血；患者6点钟方向血丝延伸跨区至5点钟大肠区域，血丝鲜红，弯曲，怒张，根部粗大，说明患者大肠区域可能存在息肉，且有大便燥结的情况；6点钟方向延伸跨区至7点钟小肠区域，患者可能存在

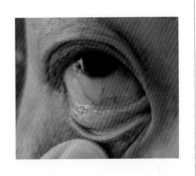

小肠息肉、小便黄量少的症状，说明胃热已经传遍大肠与小肠，有燥热入血分之意。

### 病例2

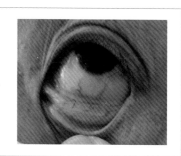

患者6点钟方向十二指肠区域出现血丝，稍弯曲且延伸跨区至大肠区域，说明患者存在十二指肠溃疡、大肠息肉、大便秘结等病症。

## 二、小便闭乃气滞不行

李东垣认为小便不通，要分辨口渴与不渴，以分气分和血分来治疗。如果小便不利是伴有口渴的，那就是热邪郁积在上焦气分。肺是水之上源，这时候热郁在上，水液积在下，形成一个水火不济的局面，所以这时候要清肺气、泻火，让下面的水可以向上滋养，使整个水系运作起来，靠的就是清肺饮这个方。如果只有小便不利而不渴，则说明热在下焦血分，宜除其热邪，以滋膀胱肾水之下元也，通关丸主之。即滋肾丸，滋阴清热。

一人小便不通，服诸药不效。予曰：膀胱者，州都之官，津液藏焉，气化则能出矣。今秘而不通者，气滞也。用大皂角炒焦研末，蜜丸，桐子大，白汤送下，七丸即愈。说到底，一个人的小便利不利，与膀胱气化功能关系密切，所以小便闭的根源就是气滞不通。

**病例 1**

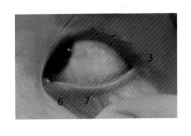

3点钟方向，血丝散乱细小，近瞳属热，色浅，提示心火虚浮，且兼有风象，跨区传变至7点钟方向小肠区，可能存在失眠多梦、心悸等问题，可能是因为缺少休息、用脑过度导致的。心移热于小肠，症见小便赤痛、小便不利、身体水液运化吸收差等。

清肺饮为猪苓、泽泻、木通、车前子、通草、瞿麦、灯心草、扁蓄、茯苓，煎调琥珀末而成。清肺饮用的都是清热利水药，有点像八正散。

通关丸（滋肾丸）：通关丸由知母、黄柏，各用二两酒炙，肉桂一钱组成，水送空腹吃。

下焦血分的问题不仅可以用通关丸，还可以用牡丹皮、大黄，因为下焦血分和心肝也有关系，牡丹皮效果良好，而且大黄用6到10克可以利小便，用10克以上可以利大便，18克以上就有活血化瘀的作用，配合生地效果更佳。通关丸方中黄柏能燥湿清热解毒，心悸、失眠心肾不交证用肉桂来交通心肾。

## 三、痔疾肠风湿热所致

痔疾者，湿热之气所主也。如树生菌物，必因湿热而生。治宜凉血宽气为主。予尝制一方，用黄芩、黄连、秦艽、当归、生地、荆芥、防风、甘草、青皮、枳壳、槐角、白术，水煎服。外用冰片三厘、雄猪胆（用熊胆更好）三分、番木鳖一个，用井水浓磨药汁，敷之，即日奏效，治验颇多。

痔疮都是由于湿气而生的，像那些蘑菇菌类植物，都是在阴暗潮湿的地方生出来的。肛门比较湿润，比较臭，治宜凉血宽气为主。这个湿也夹热，总的来说，就是六淫的风湿热，所以治疗要清热解毒、理气、凉血。

方中黄芩、黄连清热解毒，秦艽去风湿，当归、生地补血润燥，荆芥、防风去风，青皮、枳壳理气。这里面最重要的药是槐角，具有除湿、清热、止血、祛风的作用。

外治就用冰片、雄猪胆、番木鳖来治疗，但注意番木鳖有毒，不能使用太久。

大便下血为清而色鲜者，名曰肠风；浊而色黑者，名曰脏毒。大便前来者为近血；大便后来者为远血。总用当归和血药。大便出血是喷射状的，就是风一样迅速，叫做肠风。出血污浊暗黑的，就是脏腑的瘀毒。而出血还有近血和远血之分，这个是区分出血部位。只要出现出血常用当归和血散。在此，多提一点，只要是胃肠道出血，都用四物汤加牡丹皮。

当归和血散组成：当归身、川芎、白术、升麻、槐花、青皮、荆芥穗、熟地。当归和血散实际就是四物汤的一个加减方。

### 病例 1

7点钟方向血管末端粗大紫红近瞳，巩膜见泛黄色，代表患者大肠区有热，且热在乙状结肠，常见病痔疮、便秘。

9点钟方向见血管散乱分叉近瞳，代表患者心包有热，热极生风，且热传至大肠、肺区、大脑。故患者有见胸闷心痛、大便秘结、头晕头痛等症状。

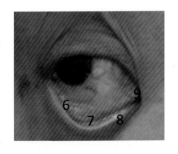

### 病例 2

5点钟方向见血管近瞳，且有离断分隔，粗大末端见一红色斑点，代表患者大肠有热，且有瘀血，瘀热互结热在乙状结肠，常见痔疮、便秘。

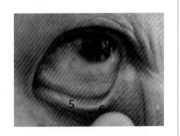

### 病例 3

6点钟方向见血管深紫，近框，从根部分叉至7点钟大肠方向，5点钟小肠方向，并从小肠区横跨至3点心脏血液循环区域，代表患者胃、十二指肠有寒，寒极化热，热传至大肠，热瘀互结，生发为肠息肉；热传至小肠，小肠传热至心脏血液循环区域，故见心烦失眠、小便短赤、淋漓不尽等。

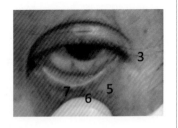

**病例4**

6点钟方向见血管弯曲、离断，根部粗大，近瞳，末端见黑色斑点，代表患者胃、十二指肠区长时间有寒瘀，寒瘀久积化痰，痰瘀互结，凝为火热，常见于慢性浅表性胃炎、胃息肉、胃溃疡。

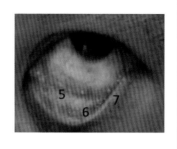

5点钟方向见血管根部粗大，混浊散乱，部分血丝贯瞳，代表患者大肠有寒有湿有风，该处血丝贯瞳见肠系膜淋巴结有炎症，常见有便秘、腹痛、大便秘结等。

## 四、发斑瘾疹风热所乘

发斑就是皮肤上出现一朵朵的红、紫或黑斑等，瘾疹指风团，总体来讲就是六淫里面的风与热，郁而化热。

人体表面的阳气缺损，风乘虚而进。气虚就有气滞，气滞日久郁而化火。热极而变为火毒，发为瘾。火毒再进入深层与湿结合而成湿毒，发为湿疹。

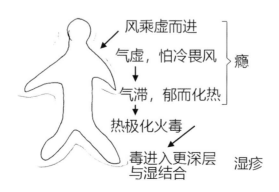

## 病例 1

6点钟方向见粗鲜红血管颜色延伸到肺部，提示患者胃热壅盛、火热延伸肺部，故热邪侵犯肺胃，肺主皮毛则热邪透出皮肤，故生皮肤病。下眼睑紫红，代表热邪入血。

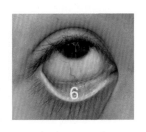

## 病例 2

12点钟方向粗黑血管近瞳、尾部有瘀点，提示热邪瘀血延伸到上焦脑部，病邪沿着脊柱方向发展，热邪重故好发在膀胱经。1点钟方向有散乱血管，往3点钟心包方向发展，有变粗大迹象，提示患者睡眠作息不规律，导致心血循环不好，可能内生瘀血。

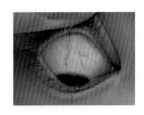

## 病例 3

9点钟方向混浊有热，提示肺部有热，肺主皮毛则生皮肤病。

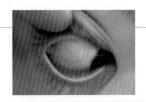

## 病例 4

3点钟方向有鲜红散乱细小血管，延伸至瞳。热邪入里，心肺肝都受其影响，瞳眬混浊，肝经热极生风，热入心包。

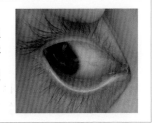

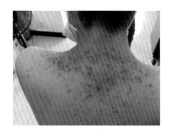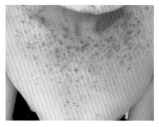

该图与上面眼诊患者为同一人。

## 五、耳聋者肾虚之故

耳属肾，耳聋取决于气，气虚则听不清。

耳者，肾之窍也。肾气实则耳聪；肾气虚则耳聋。此大概言之也。其实手少阳三焦、足少阳胆二经之所过。故有气厥（厥：几乎接近零的意思，厥后面加逆，逆：气堵在足少阳胆经但手少阳三焦经气不虚。）而聋者，有挟风而聋者，有劳伤而聋者，必因其症而治之。肾虚者四物汤加枸杞、苁蓉、知母、黄柏、菖蒲、柴胡。气聋者二陈汤加香附、木香、黄芩、龙胆草、柴胡、菖蒲。气没有了，水、血、食就都停住了，先把气理顺，后面再补气。风聋者九味羌活汤加柴胡、菖蒲，菖蒲10g以内开阳，超过10g化湿。劳聋者补中益气汤加远志、菖蒲（劳聋指伤肾气）。

### 病例 1

10、12点钟方向见血管细小近瞳，末端见黑色斑点，瞳仁周边巩膜见散在淡黑、红色斑点，瞳仁边界模糊不

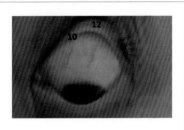

清，提示患者颈椎、胸椎、腰椎、膝关节有瘀，血运不畅；头部、肩部有瘀，血运不畅；肝肾亏虚，常见有颈、肩、腰、膝疼痛等症状，肝肾不足，常见腰膝酸软、视力模糊、耳聋耳鸣等症状。

## 病例 2

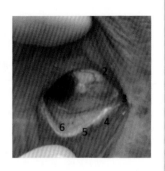

3点钟方向见血管粗大散乱分叉至2点钟方向，成网状，近瞳，巩膜见泛青黑之色，虹膜分离脱落，代表患者心包、气管、肺有热瘀痰互结，并见青黑之气出现在此区域代表肝风内动，肝木太过，母病及子，导致心阴不足。分叉至2点钟脑部方向，代表心脏功能已经牵涉到大脑功能，心脑血管循环障碍。虹膜分离代表肝肾亏虚已经非常严重。常见有胸闷气促、心悸心烦、五心烦热、头昏耳鸣、失眠多梦等病。

## 病例 3

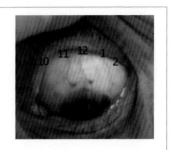

11、12、1点钟方向见粗大浮突、颜色深红血管，根部见黑色瘀点，近瞳处见散在斑点，虹膜边界模糊不清，代表患者近期颈肩腰膝有热有瘀，或是旧病

再发，肝肾亏虚。常见有颈肩腰腿痛、头晕头痛、耳聋耳鸣、视力模糊等疾病。

## 六、目疾者肝火之因

肝属木，胆也属木，区别点在于肝为卯木，主藏血，体阳而用阴（很多教科书多为肝胆都是体阴而用阳，在本文中我把其分开论述），为阴中之阳之阴，有2份阴血，1份阳气。阴血多而阳气少，如果肝木气郁不通，郁而化热，热盛化火，上炎于目，则1份阴血耗伤。目干无荣，经常干涩、眨眼，久而久之，肝火过旺，灼伤肺阴，肺中津液遇火成痰，肝火上扬之时夹痰上蒙于眼，并且肝火太旺也能火动生风，成为我们常见的胬肉（风+火+痰）。我们在清肝明目的同时，还要用皂角刺（清痰）、浙贝（清火）、蝉蜕（祛风）等药清痰退翳。然而胆为寅木，主决断，体阴而用阳，为阴中之阳，有2份阳气，1份阴气，阳气多而阴血少。胆气郁滞不通时候，眼颤动不安，当医者与其四目对视时，病人会东看西看，其神志容易慌张失态。

### 病例 1

3点钟方向见根部红染，血丝粗大，近框属寒，泪阜苍白，虹膜外沿界限模糊不清，眼白色暗黄，提示心血心阳不足，心火为虚火，土壅木郁，肝为痰湿所困，内生湿毒；可能存在四肢冰

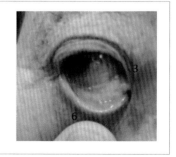

凉、失眠多梦易醒、心悸、心慌、胸闷、胸痛、糖尿病、肝囊肿、脂肪肝以及视力下降等问题。

## 病例2

　　12点钟方向见血丝细小，延伸近瞳，提示肩臂和脊柱缺血而有热，虹膜肝区边界减退，呈现"过渡带"状，属肝之功能衰退；可能存在肩臂和腰背萎软无力、疼痛麻木、炎症、肝囊肿、脂肪肝、肝纤维化、视物不清、迎风流泪、光感下降等问题。

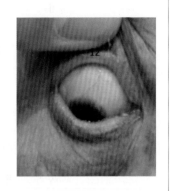

## 病例3

　　9点钟方向见血丝斑驳杂乱如网状，近瞳色浅，眼白红黄隐隐，提示心脏血液循环病理性亢奋，属心血心阴不足而心火虚浮，且心肺有痰湿壅滞；可能存在失眠多梦、易醒、心慌、心悸、胸闷、胸痛、心率偏快、头昏不明等问题。

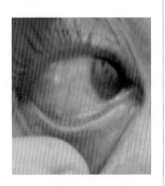

　　虹膜外延边界已不再呈平滑圆弧状，有波浪起伏状，边界不清，提示木气衰退，可能存在肝血管瘤、脂肪肝、肝囊肿等问题。

## 病例 4

9点钟方向见血丝近瞳属寒，根部红染，肺区有黑褐斑块，虹膜边缘凹陷，提示心肺有瘀有热，木气衰退，心火旺；可能存在失眠多梦、胸痛胸闷、脂肪肝、肝囊肿以及视力问题。

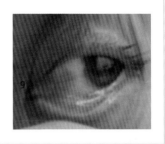

## 七、齿疼乃胃热虫蚀

齿痛分为两种，一种牙龈肿痛，属阳明经热，牙龈是肉，属于脾土。第二种牙齿痛，蛀牙。可以用清胃散，其中的升麻、黄连、当归、牡丹皮、生地都跟脾胃心有关，关键还是在生石膏，大概四五十克。胃气滞而化热，热通过脾的升发到了牙齿，所以我们要清火。补阳的病人，吃药吃到二三天的时候，咽喉疼痛鼻子冒火，因为补的是真阳，真阳上去把假的虚火往上冒，通过五窍散发出来，这是虚火散掉的方式。有气虚而痛者，肾气虚无法把先天之精华上传至脾土，更无法把肾精输送到牙齿、耳朵、脑。所以说牙齿痛的人到后面很多会出现耳鸣、头晕。可以用补中益气汤来补脾，加熟地、牡丹皮、茯苓、白芍补肾，熟地白芍濡养精血，茯苓利水行气，丹皮活血化瘀。

## 八、喉痹乃火动痰升

喉痹者，咽喉闭塞不通。这个一般由化脓性扁桃体炎引起，其成因只有火和痰。脉浮而微者，不治。微表示气虚已经到了极点，病人咽喉关格，是因为气脱了，阳脱阴盛，可能会出现呼吸只出不进的危险。少年远行而归，必然耗气以致气虚，气虚就有气滞，气滞化火，再加天气暴热，外有六淫，内有四因，忽咽喉鼻塞不通，面滚热泪，以辰砂五分、白矾二钱，为末，冷水调下，顷刻而愈。痰不单是气滞而形成的，也包括食积。清肾经热，解咽喉毒，消痰用浙贝母，浙贝擅长祛六淫，擅长走咽喉走外表，而川贝以走心、肝、内脏为主，久内伤可用。

## 病例 1

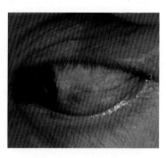

患者3点钟方向出现鲜红血丝，贯瞳，血丝浑浊散乱，有一血丝延伸跨区至肺区且在肺区弯曲螺旋，根部粗大，无曲张怒张，血丝近瞳症属火，血丝贯瞳说明患者可能存在淋巴病，且消化系统多有厄。血丝弯曲螺旋，说明患者心肺气滞血不畅。血丝散乱浑浊，说明患者心肺区受风毒湿影响严重，且心包区与肺区交接处存在一片淡黄色浑浊的区域，说明患者心肺区受痰火影响严重。患者可能存在喉痹、不寐、心慌心悸等症状。

## 病例 2

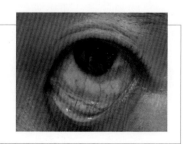

患者6点钟方向出现暗红稍弯曲近瞳血丝，根部粗大浑浊散乱，提示患者可能存在浅表性胃炎、胃溃疡等病症。7

点钟方向出现暗红色血丝，近瞳，稍弯曲，根部粗大浑浊散乱，且血丝末端存在一瘀点，说明患者可能存在大肠息肉和痔疮的病症。5点钟方向近瞳处出现一大片黄棕色区域，说明患者肺底可能存在大量的痰瘀，且可能已痰瘀化火，患者可能存在喉痹、咳嗽等病症。

## 病例 3

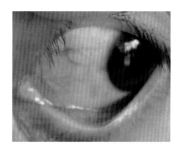

患者9、10点钟方向出现近瞳稍弯曲根部粗大浑浊淡红血丝，肺区存在一片淡黄色的区域，说明患者肺内有痰火，患者眼白泛青，说明患者肝木过旺反侮肺金，木侮金的现象，患者可能存在喉痹、咳嗽、不寐等病症。患者瞳孔与白睛边界模糊，说明患者可能存在肝囊肿、脂肪肝等疾病。

## 九、鼻塞者肺气之不利

　　鼻塞，感冒会有鼻塞，鼻炎也会有鼻塞，它们如何鉴别？可以问病人是否恶寒发热。气虚的第一种情况是自己本身气虚，第二种情况是晚上睡觉的时候，阳气回归于内，濡养阴液，因开空调、开窗、用风扇等受寒了。感风寒而塞者，是肺经素有火邪（气滞化火）。因为有风，所以我们用有荆芥、防风、辛夷、淡豆豉组成的伤风散。辛夷、防风、荆芥均属温性，风寒严重者还可以加细辛、川芎或者加一点麻黄、桂枝。升麻宣通鼻窍，苍耳散用葱茶调服，葱白能散寒通阳。

**病例 1**

9点钟方向血丝延伸近瞳属热，眼白属于肺区，可见散乱细小隐隐而现血丝，色浅，提示肺区有风有热，可能存在鼻塞流涕、恶寒发热等问题。

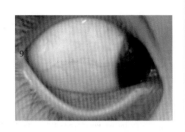

**病例 2**

9点钟方向血丝散乱细小隐隐而现，色浅，眼白属肺，可见肺为风邪所袭，可能存在发热恶寒、鼻塞流涕、咳嗽等问题。

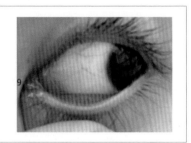

## 十、口疮者脾火之游行

口为肌肉，皆属于脾土，舌为心火之苗，火旺则土焦。火从何来？根本还是气虚导致气滞或者气滞导致气虚，从而气郁化火。气虚会导致食积，脾土升清的功能把气化火和食积化火上传到心，再上注于舌。所以一般口疮者，必会见口内、舌头为溃疡，在口外则为疮。黄连专归心经而泻心脾之火，干姜引热下行。如果口疮伴口苦味，黄连可用到10~15g，再配黄芩10g、柴胡12g，效果明显。

## 病例1

患者5、6、7点钟方向出现暗红色近瞳血丝，根部浑浊粗大，患者中下焦整体受湿毒影响严重，痰湿化火。患者可能存在浅表性胃炎、胃和十二指肠溃疡、大肠息肉、小肠息肉等病症。6点钟方向血丝靠近瞳孔，脉络近瞳症属火，说明患者脾胃较热，脾火上行容易出现口疮等病症。

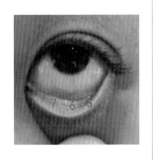

## 病例2

患者6点钟方向出现淡红色近瞳血丝，根部浑浊粗大，患者中下焦整体受痰火影响严重。患者可能存在浅表性胃炎、胃和十二指肠溃疡等病症。6点钟方向血丝靠近瞳孔，脉络近瞳症属火，说明患者脾胃较热，脾火上行容易出现口疮等病症。

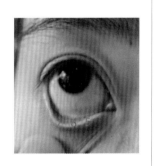

# 第十三篇　妇人病

## 一、妇人经水不调皆是气逆

妇人经水不调因为气机不畅。气者，一身周流，如若多怒，气上过逆。女性多为易怒气逆，导致肝血亏虚，心阴不足。所以如果长时间出现血不足，必会导致气虚、气滞，郁而化火。必用养阴血第一方四物汤，再用四君子补中益气。

经、带、胎、产四个阶段贯穿着女人的一生。崩漏病、带下病治不好一样会致死；青带臭带，怀孕、生产的时候出问题如羊水栓塞、生产时大出血，甚至在精子卵子融合阶段会出现如异位妊娠、宫腔大出血等问题，都可致命。

月经走后第一个7天左右是排卵日。排卵期是排卵日的前5天后4天，总共是10天。正常来说，在前5天的时候，如果拿排卵试纸来检测的时候，越到排卵日会越明显。卵子一般在宫腔里面可以待5天，精子可以在宫腔里面生存3天。越靠近排卵日的前后五天，试纸越明显。一般过了排卵日的3到4天，再用试纸检测几乎就是空白的。我们先把月经期和排卵期分清楚，月经期正常是5到7天。中间空档期为4天，排卵期后10天也是不容易怀孕的时间。我们经常说月经期5到7天这段时间给她促排经，接下来4天空档期补肾填精，补了肾填了精她的卵子才能长大。这时可以用到养精种玉汤，4天空档期后到了排卵日前5天开始促排卵，会用补气血的淮山、黄芪、太子参、当归、川芎。补精血且不带活动属性的。不容易怀孕的前3到4天补精血，后面的6~7天补气血。

女人经水不调皆是气逆，总方为四物汤，促排卵的药有益母草、桃仁、红花、苏木、枳实、枳壳。如果月经期超过5~7天到排卵期就是崩漏，关键用药有女贞子、炒墨旱莲，即二至丸，再加点炭类药。有瘀血的时候用失笑散。到了促排卵日的时候，用养精种玉汤。如果她排卵日的时候出血，我们除了用养精种玉汤之外，还要再加点炭类药。真正成熟的卵泡超过9mm就会从卵巢排出。

## 病例 1

8点钟方向，泌尿生殖区，可见迂曲粗大近瞳色深红血丝，提示此区火热盛，可能存在月经量过多，一月来潮两次或多次，经期延长不休，尿痛尿灼热等问题。

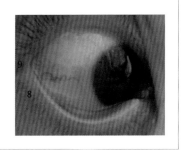

## 病例 2

3点钟方向，血丝粗大，杂乱斑驳，近瞳属热，提示心火旺，心阴不足，可能存在失眠多梦、心悸心慌等问题。2点钟方向血丝双股螺旋状，迂回如眶呈岛状，血丝紫红，提示脑区有瘀有热，可能存在

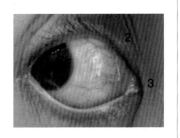

头晕头痛，头胀等问题。上焦既然有热，气血聚于上焦，心火亢盛则与肾水失于相交，可出现月经失调，经量少等问题。

## 病例3

9点钟方向，心脏血液循环区域，血丝根部粗，延伸近瞳变细，分叉杂乱而多，如网状，提示血虚生风，心血不足而心火偏旺，上焦气血聚集，心火亢与肾水失于相交，即可出现月经异常。

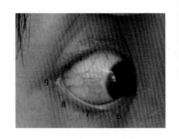

## 病例4

3点钟方向，血丝根部粉红，近瞳属寒，提示心血心阳不足，火虚而盗木气，心血不足累及肝血不足，女子以肝为先天，故可出现经量少、月经延迟，心阳不足而致寒凝，可见痛经等问题。

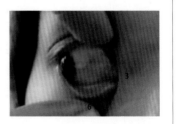

## 二、妇人心烦潮热多是郁生

妇人长期缺乏性生活，独阴而无阳，没有感情的滋润，导致情志失调，气机被郁，气郁化火。阳气在内无法透达四肢，出现四肢冰冷、心烦气躁，推荐用逍遥散越鞠丸作为第一方案。实在焦虑过度，出现眼圈发黑、失眠者，可用七花汤：红花、凌霄花、腊梅花、玫瑰花、槐花、玳玳花、合欢花各15g。再加桃红四物汤，效果卓著。

### 病例 1

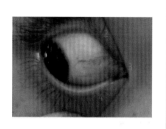

　　患者3点钟方向出现散乱细小的血丝，部分血丝近瞳，说明患者心包区受风毒影响损伤心包且存在心阴不足的情况，在近孔血丝的末端存在一瘀点，与颜色较黯的区域，患者肺内可能存在肺结节。患者白睛泛青，说明患者肝木过旺，肝郁化火，上扰心神，患者可能存在心烦潮热的症状。

### 病例 2

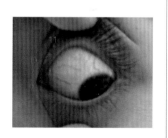

　　患者9、10点钟方向出现散乱细小血丝，颜色淡红，近瞳，说明患者心包区域受风毒影响损伤心包，且存在心阴不足，在心包区与肺区之间有一颜色较暗的区域，患者白睛泛青，说明患者肝木过旺，肝郁化火，上扰心神，患者可能存在心烦潮热的症状。

### 病例 3

　　患者3点钟方向出现淡红色弯曲血丝，近瞳，根部粗大，白睛整体偏淡红带黄，白睛与瞳孔交界处模糊不清，

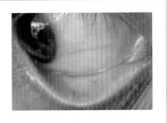

提示患者可能存在脂肪肝或肝囊肿等病症，说明患者肝木过旺，肝火上扰心神，患者心包区脉络近瞳症属火，患者可能出现心阴虚、心烦潮热、不寐等症状。

## 病例4

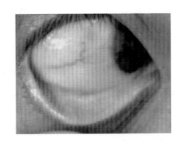

患者9点钟方向出现淡红色弯曲血丝，近瞳，白睛与瞳孔交界处模糊不清，说明患者可能存在脂肪肝或肝囊肿等病症，说明患者肝木过旺，肝火上扰心神，患者心脏循环系统脉络近瞳症属火，患者可能出现心阴虚、心烦潮热、不寐等症状。肺区有一区域偏淡黄带红，说明患者肺区痰火较重，可能出现咳嗽、咯痰等病症。

## 三、带下砂淋由于湿热

带下，是阴道分泌液体过多，颜色、质地异常、有异味，并伴有全身或局部症状的妇科病证。带下也泛指妇科病症。带下有白带、黄带、赤带、青带、赤白带等。如果带下像鼻涕那样黏稠，代表有虚火，就要一边清一边补，不能下重药。如果是砂淋之状，就像男人尿白浊物一样，是湿热下注化火灼阴，煎熬尿液结为砂石，瘀积水道，应该以清湿热为主。傅青主女科目录第一页就分白青黄黑赤5种带，总方为完带汤。正常带无色量适中，刚好湿润阴道，多了就会形成各种颜色，所以完带汤就是把带的量减下来。

白带产生的原因是肺气虚，可用白术、山药、人参、白芍，车前子利水补肾，还有苍术、甘草、陈皮、黑荆芥穗、柴胡，80%气药+20%补血药。

青带产生的原因是肝湿，可用茯苓、白芍、甘草，柴胡引经、茵陈、陈皮、栀子，80%利湿药+20%补血药+少量补气。

黄带产生的原因是脾湿，可用芡实、白果酸敛收涩进脾经实脾补脾精，50%利湿药+50%补气。

黑带产生的原因是肾火过旺，可用大黄、车前子、黄连、栀子、知母、石膏泻火，60%泻火+40%补气利水+补肾精+祛瘀。

赤带产生的原因是心火，70%补血+30%泻火引火下行+少量理气药。

妇人没有病痛只是有白带，是因为湿热下注引起。如果久病会导致虚热，就会造成赤白带。可以用归脾汤、补中益气汤来治疗。

如果妇女年过五十岁，患有白砂淋兼胸膈不通畅，是湿热在下焦导致气机不通畅。所以在利水时还要顺气理气。用越鞠丸，可以疏肝理气，燥温祛湿。

## 病例 1

9点钟方向见散乱、近瞳离断状血管，代表患者心包有热有风有瘀湿，心包郁热，且血运不畅导致有瘀湿，湿热瘀从6点钟大肠方向向7点钟胃区延伸，传导至全身津液，故见带下砂淋。

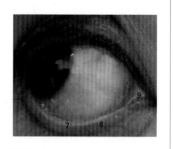

## 病例 2

6点钟方向见血管散乱，分叉，紫红，近瞳，代表患者胃和十二指肠有风且热盛，且有传变，常见于慢性浅表性胃炎。

8点钟方向见血管散乱，断离，近瞳，代表患者泌尿生殖系统有风、瘀，三者互结形成湿热瘀毒，常见于阴道炎、子宫颈炎、盆腔炎、卵巢功能早衰、闭经、不孕、妇科肿瘤等。

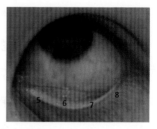

## 病例 3

6点钟方向血管根部粗大，末端见一斑点，近瞳，代表患者胃和十二指肠长时间有热、瘀。5点钟方向见黑色雾斑，代表患者大肠有瘀，常见有痔疮或便血。8点钟方向血管散乱，代表患者生殖泌尿系统有风。综合患者眼诊信息，患者脾胃有瘀热，运化失司，大肠亦有瘀毒，津液排泄不畅，下焦津液运化不畅，引起湿热下注。

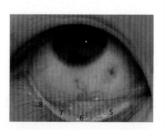

## 四、崩漏下血为损任冲

崩漏的病症，忽然大量下血叫崩，日久淋漓不断的叫漏。

都是因为损坏了冲脉、任脉所致。用药基本上均以桃红四物汤为主，再把药物酒炒或炒成炭，再视具体情况加减。

崩漏发生初期，冲脉为血海，任脉为阴海，加起来就是阴血，任冲脉动则阴血之海翻腾血无所制，被气郁之热引发冲破脉道而出，故需用清气分热的药进心肝肾经。

大约1周左右，身体由气郁实热转化为气虚之热，因为这个时候血丢失的量比气多，总量上虽然已经气血双亏，但还属气多血少，所以身体还是呈热象。

1周之后，气血亏损严重，血由崩转漏，且比例上由气多血少转变为气少血多，所以身体开始呈现寒症，为手脚冰冷的症状，特别在夏天，外界温度虽然在30～40℃，但病人的手寒冷如冰。

在用药同时，要让病人停止房事3个月以上，并少吃水果等寒凉之物。

### 病例 1

6点钟方向，眼睑色红布满血丝，眼白血丝根部粗大，色艳红，根部有淡紫斑块；提示胃肠有瘀有热，壮火食气，气血化生自然不足；冲为血

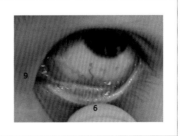

海，任主胞宫，任脉赖肝脾肾之精血以充，此时冲任虚，月经失调，此患者月经一月数潮，且淋漓不尽。

### 病例2

3点钟方向，血丝近瞳属热，色艳红，根部散乱，提示心脏血液循环虚性亢奋，心火虚盛，心阴心血不足，火虚不生土，心血耗肝血，此时冲任自然精血不充任冲脉盛，月事以时下，冲为血海，任来肝脾肾之精血以充；患者月经一月数潮，且淋漓不尽。

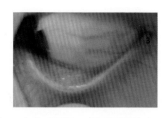

### 病例3

3点钟方向，血丝根部浑浊红染，血丝粗大近瞳，分叉扩散，粗细不一而数量多；心火亢盛，壮火食气伤阴，子盗母气，带动肝血不足、冲任不固、月事紊乱。

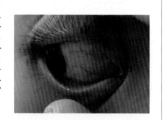

### 病例4

8点钟方向，泌尿生殖区，血丝迂曲，色红近瞳属热，血丝细小，分叉散乱如网状，提示胞宫虚热而血少，且有风象，患者月经一月数潮，月经点滴淋漓不尽。

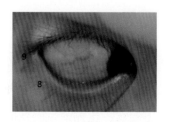

## 五、胎孕不安治有二理

安胎之法有二：有孕母有病，以致胎气不安者。即妈妈身体有病，出现胎气不安，以致孕母有病者，但安胎气，其病自愈。二是胎儿有病。

### 胶艾四物汤

胶艾四物汤除了四物汤，还加了阿胶、艾草，艾草可以补阳气，阿胶可以补血，这是安胎最基础的方子。阿胶、艾草本来就是保胎的，保胎药里面还有气药白术、血药阿胶、桑葚，清热药黄芩、理气药砂仁、止呕药紫苏，所以胎动不安的要把这几个药记清楚，用了基本就没问题了。

### 紫苏饮

紫苏做主药很少见，但紫苏在外感很常见，而且在孕妇胎满、胎胀也可以使用，这里的紫苏指的是紫苏叶，而不是紫苏梗也不是紫苏子。

### 子淋散

现实当中就是胎儿对子宫有压迫，胎儿比正常值大，一般吃淀粉类的食物比较多，导致长胎，所以想要长胎可以多吃淀粉类食物，比如地瓜，没有胃痛的可以吃点芋头，所以怀孕后淀粉类食物不要吃得太过，胎儿太大不易生产。

子淋散里面的麦冬、竹叶、大腹皮、茯苓、灯芯、木通都是利尿的，能清湿热，羊水的含量也就少了，所以后期羊水就会进一步的减少，胎儿在肚子的空间就减少了，对子宫的压迫就减少了。

## 羚羊角散

孕妇突然倒地不省人事，稍刻又如正常人一样叫子痫，这个跟痫症很相似，这种情况用防风、胆南星做主药，怀孕后胆南星需慎用，因为有毒，所以用防风即可。

## 竹叶汤

孕妇没有其他病，但时时感觉心烦叫子烦。这里用麦冬有点像生脉散，生脉散应对的就是妇人脏燥，我会选择加点淡豆豉，除心烦效果良好。心烦的人吃不下饭，淡豆豉用黄豆做的，属于五谷，吃点淡豆豉煮的汤，长养胃气。

## 茯苓汤

遍身浮肿叫子肿。茯苓汤里面的药五脏六腑都入，主水的是肾，运水的是脾，布输水道的是肺，畅通水道的是肝。脾运化水气还需要借火气，所以跟心也有关系，没有心火力量推动，水运行不起来，所以这首方五脏六腑都入了。只不过用的过程中，四物汤用的是熟地、川芎、当归、白芍，四君子汤里就用了茯苓、甘草、白术，针对肺用的是心肺两入的麦冬，栀子疏肝开热郁，还可以利水道，厚朴进脾胃，畅通脾胃，泽泻入肾，专调水。

仅自膝盖至足浮肿的叫子气，可用天仙藤进肝脾肾，陈皮、香附、紫苏、乌药是气药，木瓜是水药，能调湿。

妊娠恶阻用二陈汤，二陈汤里用陈皮、半夏、甘草，还加了黄连。有宿食我们一般用枳实、黄连，可以推陈出新，乌梅可以消食并带动中焦转动。

孕妇心痛为什么要用食盐，盐入肾，证明水气凌心，心肾不交，酒开阳除湿、活血通络祛瘀，酒专入心经，开心的郁闭，大枣补中宫，大补脾胃之气，更补心血。

## 保产无忧汤

难产可能因为气不够，或者胎位不正，有经验的产科医生看到胎位不正就可以用药把它解决。这首方叫保产无忧方，基本是胎产必用，跟保胎元煎差不多，贝母十分关键，贝母一般选择冲服，准备待产的可以把这个方子打成粉，鲜姜引入，对早期妊娠恶吐也很有帮助。保胎元煎能治疗胎动不安，胎漏。一般是先有胎痛再有胎漏、出血。保产无忧方包括四物汤+气药黄芪、厚朴、羌活、枳壳以及贝母、艾叶、荆芥穗、生姜等。

**病例 1**

6点钟方向可见，血丝粗大，色紫暗，近瞳属热，以一瘀黑点收尾。7点钟血丝紫黑，散乱分叉，提示胃肠区域广泛存在瘀热，运化不良，眼睑色浅清晰可见，气血化生不足。虹膜清晰可见"过渡带"状，边缘出现黑白过渡，提示木气虚衰，肝血自然不足。任主胞胎，任脉与肝、脾、肾三经分别交会于"曲骨"、"中

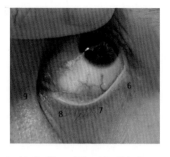

极"、"关元"，取三经之精血以为养，即可知肝脾已虚，可导致胎孕不安，如早产、胎儿发育迟缓等问题。

## 病例 2

3点钟方向，根部红而混浊，血丝粗大近瞳，色暗红，虹膜退缩呈"过渡带"状，提示木气虚衰，心火旺，心阴不足，精血同源，此等体质定是失于休养、熬夜不寐导致肾虚；肝肾不足，任主胞胎，任脉取肝、脾、肾三经之精血以

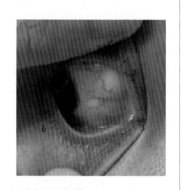

为养，自可导致胎孕不安、胎孕失养性异常等。

## 病例 3

3点钟方向见泪阜苍白，血丝灰浅，提示心血不足。2点钟方向血丝近框杂乱，提示脑区有风，自可知心神失养，心血不足。自然消耗肾精，导

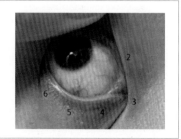

致肾虚。5点钟胃肠方向明显可见杂乱粗大血丝，色紫暗，提示胃肠区有瘀、有湿。任脉取肝、脾、肾三经之精血以为养，胃肠运化不利自可导致胎孕不安，出现胎孕失养性异常。

## 病例 4

9点钟方向血丝杂乱，近瞳属热，根部混浊，紫红相兼，泪阜淡红。9点与11点方向血丝延伸成岛状，提示心血不足，心火虚亢，脑区血行不畅。此等情形，自可知患者平素心神失养、熬夜不寐，导致

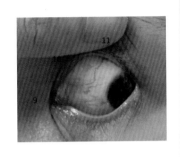

肾虚。虹膜边缘清晰可见退缩，呈"过渡带"状，提示肝血不足，且木气虚衰。任脉取肝、脾、肾三经之精血以为养，肝血不足自可导致胎孕不安，出现胎孕失养性异常。

## 六、产后发热原有七因

产后发热的原因有血虚、恶露不行、感冒、饮食不调、乳腺炎、涨奶等。

临床上遇到产后乳腺炎的患者，首先扎列缺，再扎乳下，第三针扎膻中，扎完之后，妇人的痛感就慢慢减轻了，再用手法顺着乳腺管推拿，把乳头轻轻提拉一下，可以加点食用油保护乳房，挤出来的乳汁留几滴涂回乳头，可以滋润乳头，因为很多生产完的产妇乳头是皲裂的，很痛，所以涂几滴乳汁很快就好了。

乳膨是涨奶，奶水过多，临床上可以用浮针，直接在肱桡肌上打浮针，只要胸大肌、胸小肌出力，乳腺管通畅后，奶水就出来了。

起早蓐劳是休息不够，所以产妇生产完后一定要休息好，不要劳神，不然容易落下一身病，宝宝一定要请人来看，除了吃奶的时候喂一下，其他时间由专人来看管，产妇只休息、吃饭、排奶就好。早起天气凉容易产后风，要注意保暖。

产后有三难，首先是发热难。感冒发热，难在缠绵不愈，重点是因为寒，虽然有伤风散，但只有嗓子很痛的时候才能用一点点牛蒡子，没有感冒的时候就用白术配防风，即玉屏风散。二是失血难。病因在受寒，恶露不尽，一个月都在排恶露，用四物汤，用白芍、川芎、当归、桃仁，还有生化汤。产后月子未出时没有热证，如果有大汗可以加点炙黄芪，如果有饮食不化则加神曲、鸡屎藤。三是水肿难。六脉虚，即脉象都是虚的，五脏六腑皆气虚，黄芪可用到60g以上。乳汁不通可用猪蹄、通草、路路通。

血虚用四物汤，恶露不行是因为里面有瘀血，胎盘的残留物都堵在宫腔里，可用黑神散。一般产后第二天就服用生化汤。生化汤主要是当归、通草、桃仁、川芎等化瘀药，产后一定不要用凉药。如果生化汤吃的时间不够，恶露瘀积在里面，我们就用黑神散，黑神散有点止血、敛血的功效，但也是去瘀为主。

感冒风寒者，必兼头痛，宜五积散，五积散里面都是解表散寒药，再配上活血祛瘀药使用。

过伤饮食者，胸膈不宽，宜消食饮。消食饮是平胃散加青皮、陈皮，二皮连用，神曲麦芽消食，用的药基本都是温热的。

蒸乳发热者，乳汁不通，宜通乳汤。通乳汤里面是通草，加猪蹄，其实生化汤里面也用到了通草，也有通乳、通恶露的功效，还可以排乳。

乳膨发热者，无人饮乳，用炒麦芽五钱研末，米饮送下。麦芽、谷芽不要乱用，一用就回乳，即没有奶水了。

起早蓐劳者，腰胯作痛，宜猪肾饮。就是拿猪肾加上白芍与当归，粳米香鼓入，葱白煲汤。

## 病例 1

患者6点钟方向出现鲜红血丝，近瞳，稍弯曲，血丝散乱，根部粗大，说明患者脾胃较热，可能存在胃、十二指肠溃疡、浅表性胃炎等病症。6点钟方向延伸跨区至5、7点钟方向，说明胃热传至大小肠

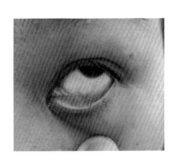

处，患者可能出现肠息肉等症状。若是处于产后，过伤饮食，胸膈不宽，可能会导致产后发热。

## 病例 2

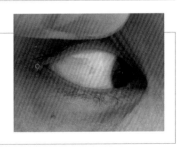

患者9点钟方向出现血丝，血丝分叉散乱，可能是外感风寒，心肺处有一瘀斑，说明心肺循环区域可能存在瘀堵，

若处于产后可能会因外感风寒而至产后发热，且会兼有头痛。

---

**病例 3**

患者6点钟方向出现鲜红血丝，近瞳，稍弯曲，血丝散乱，根部粗大，说明患者脾胃较热，可能存在胃、十二指肠溃疡，浅表性胃炎等病症。若是处于产后，过伤饮食，胸膈不宽，可能会导致产后发热。

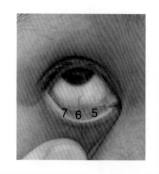

---

**病例 4**

患者9点钟方向出现深红血丝，近瞳，血丝末端有一瘀点，白睛与瞳孔交界处模糊不清，说明患者肝阴不足，木生火，所以心阴不足，心血虚而致心包区出现血瘀，提示患者血虚，容易导致产后发热的病症。

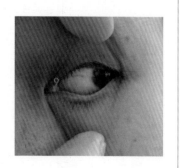